U0256492

备孕·怀孕

主编 **马良坤**

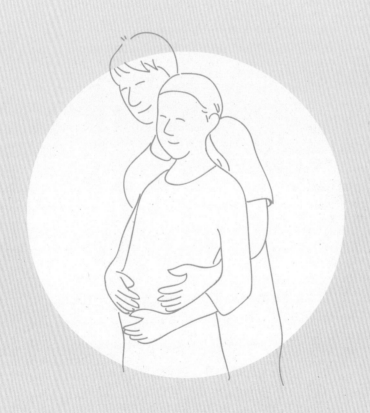

青岛出版社

QINGDAO PUBLISHING HOUSE

图书在版编目（CIP）数据

备孕·怀孕 / 马良坤主编. -- 青岛：青岛出版社，
2021.4

ISBN 978-7-5552-9654-6

Ⅰ.①备… Ⅱ.①马… Ⅲ.①妊娠期 - 妇幼保健 - 基
本知识 Ⅳ.① R715.3

中国版本图书馆 CIP 数据核字（2020）第 208835 号

《备孕·怀孕》编委会

主　编	马良坤
副主编	董　磊　余梦婷
编　委	石艳芳　张　伟　石　沛　王艳清　乔会根
	杨　丹　余　梅　李　迪　熊　珊

书　名	备孕·怀孕 BEIYUN HUAIYUN
主　编	马良坤
出版发行	青岛出版社
社　址	青岛市海尔路182号（266061）
本社网址	http://www.qdpub.com
邮购电话	0532-68068091
策划编辑	刘晓艳
责任编辑	袁　贞
封面设计	夏　琳
全案制作	悦然文化
内文图片	悦然文化　海洛创意
印　刷	青岛海蓝印刷有限责任公司
出版日期	2021年4月第1版　2021年4月第1次印刷
开　本	16开（170mm×240mm）
印　张	13
字　数	180千
图　数	208幅
书　号	ISBN 978-7-5552-9654-6
定　价	49.00元

编校印装质量、盗版监督服务电话：4006532017　0532-68068050

序

　　提前拜读了马良坤教授主编的这套"马良坤科学孕产育儿"系列丛书，心里着实为准备成为父母的年轻人感到高兴。现代社会，养育孩子早已不是简单的吃饱穿暖，父母都希望孩子得到最好的照顾。而备孕、怀孕、分娩、育儿确实也不是大家想象得那样简单，需要掌握很多的专业知识。第一次做父母的年轻人，往往缺乏专业知识和实践经验，面对网络上真假难辨的孕产育儿信息，难免会无所适从。

　　马良坤教授主编的这套孕产育儿图书共六本，包括《备孕·怀孕》《胎教·抚触》《分娩·坐月子》《产后恢复·塑形》《母乳·辅食》《护理·早教》，介绍了年轻父母所需要的从备孕、怀孕到育儿的先进理念和科学养育方法。书中细致地阐述了备孕的注意事项、孕期的营养和运动方案、分娩时和月子期的科学应对、产后恢复的方法，以及婴幼儿的喂养、护理和早期教育方法等，其中介绍的许多操作方法简便又实用，使年轻父母可以获取一些解决问题的捷径。

　　马良坤教授既是一位具有丰富临床经验的妇产科医生，又是一位二胎妈妈，她清楚地知道年轻父母在面临生育问题时有怎样的困扰，也懂得如何有效地去解决这些问题。在忙碌的临床工作之余，马良坤教授还能抽出时间做科普工作，我相信她是带着一份为"推进健康中国建设，提升国民健康水平"而努力的使命感的。

　　真诚地希望读者能从这套孕产育儿图书中获益，也祝福大家都能拥有幸福美满的家庭！

黄正明

中国医药教育协会会长

联合国生态生命安全科学院院士

解放军总医院第五医学中心教授、博士生导师

前言

　　孕育一个健康的宝宝，需要经历备孕、怀孕两个阶段，大约一年半时间。能够顺利、平安地度过这段旅程，是每位备孕女性和孕妈妈的愿望。

　　想要顺利备孕、怀孕，就得提前了解备孕、怀孕的相关知识。在这个获取信息非常便捷的时代，网络上有各种各样的内容和观点，但这些内容科学吗？哪些观点是对的呢？

　　基于备孕女性和孕妈妈的种种顾虑和疑惑，我们编纂了这本《备孕·怀孕》。本书的主编是北京协和医院妇产科的主任医师马良坤大夫。马大夫一直致力于孕产知识的科普工作，希望能让更多的备孕女性和孕妈妈得到专业的备孕、怀孕指导。

　　马大夫在这本书中详细地列出了备孕期、孕期每个月需要做的检查，每个月可能会遇到的问题及应对方式。另外，还针对孕期每个月孕妈妈和胎宝宝的生理变化，给出了相应的营养、运动指导。

　　总之，这是一本可以信赖的孕产书，希望每位备孕女性和孕妈妈都能在它的陪伴下平安、顺利地度过孕期，生出健康聪明的宝宝，做个幸福的妈妈！

目录
CONTENTS

 第1章 全方位备孕攻略

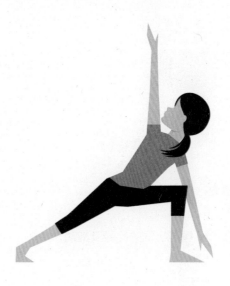

第2章 孕1月（孕0~4周）
确认怀孕，持续补叶酸

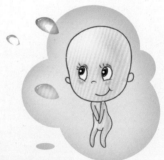

第3章 孕2月（孕5~8周）
早孕反应来了，警惕胎停育

第4章　孕3月（孕9~12周）
做好第一次产检，及时建档

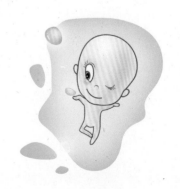

第5章 孕4月（孕13~16周）
进入舒服的孕中期，做好唐筛

第6章 孕5月（孕17~20周）
感觉到胎动了，预防妊娠纹

第 7 章　孕 6 月（孕 21~24 周）

注意补铁补血，排查畸形

第8章 孕7月（孕25~28周）
密切关注胎动，做好糖筛

第9章 孕8月（孕29~32周）
缓解孕晚期不适，预防早产

第**10**章　孕**9**月（孕 33~36 周）
胎儿发育日趋成熟，做好分娩准备

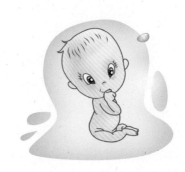

第11章 孕 **10** 月（孕 37~40 周）
亲爱的宝宝，欢迎你的到来

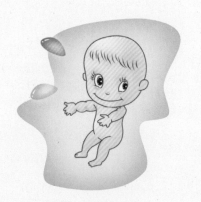

第 1 章

全方位备孕攻略

第1节

优孕计划表

计划妊娠能减少有害因素对胎儿的影响，从而更大限度地实现优生优育。如果夫妻双方在受孕前没有计划，就难以在身体、心理、环境、季节等条件最佳的时期怀孕。所以，从现在开始有计划地准备吧！按照优生优育的生育理念，计划要宝宝的夫妻应从受孕前6个月开始准备。所有的准备都是为了让最健康、最有活力的精子和卵子在最佳时机结合，孕育一个健康聪明的宝宝。

时间	需要做的准备工作	备注
孕前6个月	·决定要宝宝后，建议备孕夫妻一起去医院做孕前检查和咨询 ·如果备孕夫妻的体重超过或低于标准体重，应该从现在开始调整饮食，争取调整到标准体重后再怀孕	提前做好准备，调理好身体，是怀上健康宝宝的重要条件。专业的孕前检查是必要的，备孕夫妻应有体检的意识，平时养成良好的生活习惯
孕前3个月	·备孕夫妻双方都要慎用药物 ·从事对胎儿有害职业（如放射性工作）的夫妻，尤其是女性，一定要暂时调换工作岗位 ·备孕女性每天按时服用叶酸补充剂 ·夫妻双方都应注意合理膳食，可适当多吃瘦肉、蛋类、豆类及豆制品、海产品、新鲜蔬菜、时令水果。男性可以适当多吃鳝鱼、牡蛎、韭菜等食物	为了给胎儿一个最佳的孕育环境，备孕夫妻应慎用药物。备孕夫妻应优先选择通过饮食来补充身体所缺的营养素

时间	需要做的准备工作	备注
孕前 1个月	· 夫妻双方坚持每天运动30分钟，增强免疫力 · 丈夫协助妻子测定排卵期。采用测定基础体温、观察阴道黏液变化等方法，综合分析观察，获得准确的排卵期	用排卵试纸测排卵期是比较简单有效的，一般从月经周期的第11天开始测试，连续测试6天。出现阳性结果即表示备孕妻子将在24~48小时内排卵
孕前 1周	· 保持好心态。别担心自己怀不上，更不要有想怀孕又怕怀孕的想法 · 为受孕准备好的环境。要注意室内通风，保持居室内空气清新。房间要收拾得干净、整洁，家具摆放要合理。合理的布局能够让夫妻生活更加舒适，心情更加愉悦，从而有利于孕育健康宝宝	· 备孕夫妻不宜在新装修的房子里怀孕。房子装修好后不要急于入住，最好通风2~3个月。装修材料和家具要选择合格产品 · 受孕最好在家中进行，因为家里比较安静、卫生，夫妻对家庭环境又比较熟悉，能够更加放松，有利于优生
怀孕 当天	· 在心情愉悦、放松的状态下进行受孕 · 注意受孕时的环境，让室内沉浸在柔和的灯光下，可以放些舒缓的乐曲	受孕时，夫妻双方的心情和身体状态都要调至最佳状态，但一次不成功也是正常的，不要给自己太大压力，下次再准备就可以了

孕前需要做哪些检查

备孕女性常规检查项目

检查项目	检查内容	检查目的	检查方法	检查时间
身高体重	测出具体数值，评判身体质量指数（BMI）是否达标	如果体重超标，最好积极健康地减肥，将其调整到正常范围；如果体重太轻，达不到正常值，则容易出现内分泌紊乱，严重者还会引起不孕不育，在备孕期要注意合理增重	用秤、卷尺测量	怀孕前6个月
血压	血压的正常范围 · 90毫米汞柱≤收缩压<140毫米汞柱 · 60毫米汞柱≤舒张压<90毫米汞柱	怀孕会使高血压患者的血压更高，甚至威胁孕妈妈的生命安全。因此，备孕女性应定期测量血压，在孕前将血压控制在正常范围内	血压计	怀孕前3个月
血常规	白细胞、红细胞、血红蛋白、血小板等	是否存在贫血、感染等情况	静脉抽血	怀孕前3个月
血型	ABO血型、Rh血型	如备孕女性不清楚自己的血型，孕前记得查血型，可以预测是否会发生母胎血型不合	指尖血	怀孕前3个月

检查项目	检查内容	检查目的	检查方法	检查时间
尿常规	浊度、尿色、尿比重、酸碱度、白细胞、亚硝酸盐、尿蛋白、葡萄糖、酮体、尿胆原、尿胆红素、红细胞等	有助于泌尿系统疾病的早期诊断，有泌尿系统疾病的女性需要在医生的干预下控制好病情再怀孕	尿液检查	怀孕前3个月
生殖系统相关检查	通过白带常规筛查有无滴虫、真菌感染等阴道炎症以及淋病、梅毒等性传播疾病；通过妇科检查、B超检查等筛查有无子宫肌瘤、卵巢囊肿、宫颈病变等	如患有性传播疾病、卵巢肿瘤、子宫肌瘤以及需要处理的宫颈病变，需先在医生的干预下控制好病情再怀孕	阴道分泌物、宫颈涂片及B超检查	怀孕前3个月
肝病相关检查	包含肝功能、乙肝病毒抗原抗体检测、血脂水平等	肝病患者怀孕后病情可能会加重，从而危及母婴健康。比如，乙肝病毒可以通过胎盘引起宫内感染或者通过产道引起感染，会导致宝宝出生后成为乙肝病毒携带者，做此项检测可让备孕女性提早知道自己是否携带乙肝病毒	静脉抽血	怀孕前3个月
口腔检查	是否有龋齿、未发育完全的智齿及其他口腔疾病	怀孕期间，原有口腔隐患可能会加重，甚至影响胎儿的健康，口腔问题最好在孕前解决	口腔检查	怀孕前3个月

注：BMI（身体质量指数）=体重（千克）÷身高（米）的平方。根据世界卫生组织制定的标准，正常范围为 18.5≤BMI<24.9，BMI<18.5 为体重过轻，25≤BMI<29.9 为超重，BMI≥30 为肥胖。

备孕女性特殊检查项目

检查项目	检查目的
糖尿病检测	女性怀孕后会加重胰岛的负担，可能出现严重并发症，因此备孕女性要做血糖检测，必要时进行包括葡萄糖耐量试验在内的检测
溶血检查	当备孕女性有不明原因流产史或血型为 Rh 阴性、丈夫血型为 Rh 阳性时，应该检测体内有无抗体生成
遗传疾病检测	为了优生优育，备孕夫妻如果患有遗传性疾病或有遗传病家族史，要进行相关检测
优生四项	检查备孕女性是否感染弓形虫、风疹病毒、巨细胞病毒、单纯疱疹病毒，备孕女性一旦感染这些病毒，孕期就可能出现流产、死胎、胎儿畸形、胎儿先天智力低下、胎儿神经性耳聋等情况
甲状腺功能	若备孕女性患有甲状腺疾病，存在甲状腺功能异常，会影响内分泌，从而影响怀孕；且女性在甲状腺功能异常情况下怀孕，会影响胎儿发育

备育男性常规检查项目

检查项目	检查目的
血常规	检查有无感染、贫血等
血糖、血脂	检查是否患有糖尿病、血脂异常等
肝功能	检查肝功能是否受损，是否有急（慢）性肝炎等肝脏疾病
肾功能	检查肾功能是否受损，是否有急（慢）性肾炎等疾病
内分泌激素	检查体内激素水平
精液	检查精子的数量和活力是否存在异常
泌尿生殖系统	检查是否有隐睾、睾丸外伤、睾丸炎症、鞘膜积液、斜疝等情况，以免影响怀孕
传染病	检查是否有梅毒、艾滋病等传染病

TORCH 检查很重要

· TORCH 是什么

　　TORCH 是指弓形虫、风疹病毒、巨细胞病毒、单纯疱疹病毒4种病原体。之所以需要特别检查这几种病原体，是因为母体感染这些病原体后，会对胎儿产生极大的危害。孕早期容易造成流产和胎停育；孕中晚期容易导致胎儿先天缺陷及发育异常。所以，建议女性在怀孕前做优生四项检查，即 TORCH 检查。

· 家中宠物可以不送走

　　大家喜欢的宠物，如猫、狗等，是弓形虫病的重要传染源。需要在孕前半年给宠物做检查，如发现宠物感染了弓形虫，应及时治疗、定期检测。若能保证宠物的卫生，排除弓形虫感染的风险，是可以将宠物留在家里的。只是给宠物喂食、清洁、清理粪便的工作应交给家人，备孕女性应避免接触宠物粪便。此外，家里给花草施的花肥里也可能含动物粪便，备孕女性也尽量不要碰触。

TORCH 检查

TO—— Toxoplasma，弓形虫。

R —— Rubella virus，风疹病毒。

C —— Cytomegalovirus，巨细胞病毒。

H —— Herpes simplex virus，单纯疱疹病毒。

马医生贴心话

食物请烹制熟透再吃

　　吃生肉也容易感染弓形虫。在加工处理生肉后，要认真洗手，并且在烹调各种肉类食品及蛋类时要做熟，不能一味追求口感。

口腔检查

· 雌激素作乱，口腔问题藏不住

女性怀孕后，体内的雌激素迅速增加，牙龈中的血管通透性增强，牙周组织变得更加敏感，原有的口腔问题会加重，而之前一些没有发现的口腔隐患也会暴露。

孕妈妈出现口腔问题后，可能会影响到胎宝宝的发育，增加流产的风险，还会引发早产或导致新生儿低体重。另外，口腔问题可能导致孕妈妈吃不好饭，进而出现营养不良，导致胎儿营养摄入不足。

因此，备孕女性最好在孕前解决口腔问题，建立一个健康的口腔环境，从而降低孕期口腔问题带来的治疗风险。

· 孕前 6 个月检查口腔

建议孕前 6 个月检查口腔情况，治疗龋齿，必要时拔除阻生的智齿，清理口腔的病灶。孕前最好能洗一次牙，把牙结石和牙菌斑去掉，平时注意牙齿的清洁，保护好牙龈，为新生命的到来做好准备。

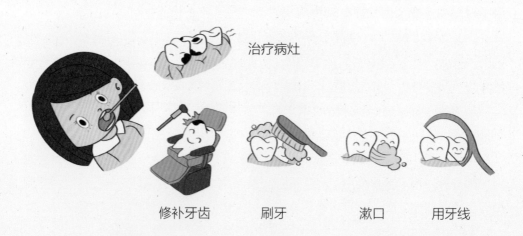

治疗病灶

修补牙齿　　　　刷牙　　　　漱口　　　　用牙线

患有下列口腔疾病，应治好后再受孕

口腔疾病	对孕妈妈的影响
牙周病	孕期牙周病越严重，发生早产和新生儿低体重的概率越大。怀孕前应消除炎症，去除牙菌斑、牙结石等局部刺激因素
龋齿	怀孕会加重龋齿，孕前未填充龋洞可能会发展至深龋或引起急性牙髓炎，牙髓炎引发的剧痛会令人夜不能寐
阻生智齿	萌出不全的智齿也叫阻生智齿，它的牙体和牙龈之间存在盲袋，易积存食物残渣和细菌，孕妈妈身体抵抗力下降时易发生智齿冠周炎，甚至会引起海绵窦静脉炎，影响孕期健康
残根、残冠	残根、残冠若未及时处理，就容易在孕期引发根尖周炎，导致牙龈肿痛。应及早治疗残根、残冠，或拔牙或补牙，以防孕期出现不适

孕前口腔保健方法

1 选择软毛的小头牙刷。牙刷是用来清除牙齿表面的食物残渣的，所以要选择清洁能力强、同时又不损伤牙釉质的牙刷。清除口腔食物残渣能有效预防炎症、呵护牙齿健康。

2 选择合适的刷牙方法，能更好地清洁牙齿。

竖刷法：就是沿着牙齿的方向刷，上牙向下刷，下牙向上刷，牙齿的咬合面来回刷，保证牙的内外面和咬合面都刷干净。

颤动法：就是刷毛和牙齿成 45°角，使刷毛的一部分进入龈沟，另一部分进入牙缝内，做短距离的水平颤动。刷咬合面时，刷毛应正冲牙面，前后来回刷。

3 少用牙签，改用牙线。牙签能去除牙缝中的部分食物残渣，但对牙龈有一定的损伤。而牙线一般由尼龙线等制成，能有效去除牙缝间的食物残渣、牙菌斑等，彻底清洁牙齿，而且不损伤牙龈，更安全。

4 饭后漱口。建议备孕女性在每顿饭后用清水漱口。

遗传咨询

· 为什么要做遗传咨询

　　遗传咨询是指向可能会有遗传病风险的备孕家庭传递信息，提供相应的婚育建议的过程。

　　患有遗传病或有遗传病家族史的备孕夫妻应事先做好遗传学咨询，了解生育遗传病患儿的可能性有多大；如果已经生育过一个遗传病患儿，需要了解下一胎的患病概率有多大。

· 哪些备孕夫妻必须做遗传咨询

夫妻类型	必须做的理由
有习惯性流产史的女性	有习惯性流产史的女性染色体异常的概率比一般人高，如果孕妈妈有染色体异常，胎儿就有可能从妈妈那里继承异常染色体，患遗传病的可能性大大增加
35 岁以上的高龄产妇	年龄越大，卵子越老化，发生染色体错位的概率就越高，生育出染色体异常患儿的可能性也会相应增加
已生育过先天愚型和常染色体隐性代谢疾病患儿的女性	已生育过先天愚型患儿的女性，其下一胎患先天愚型的概率会增加。已经生育过一个常染色体隐性遗传病患儿的正常夫妇，下一胎患病的概率为 25%
夫妻一方经常接触放射线或化学药剂	放射线和化学药剂对优生的影响较大，从事这一行业的夫妻应向医生具体咨询
夫妻双方或家族成员患有某些遗传病或先天畸形者	已知夫妻双方或直系血亲患有某些遗传病或先天畸形时，医生可根据遗传病的类型推算出遗传风险，并给出具体的生育建议

哪些情况会影响怀孕

月经失调

· 月经失调对女性的不良影响

很多女性不能顺利怀孕跟月经失调或闭经有关系。月经失调的女性想要预测排卵期相当困难，不排卵的概率也比常人高。月经失调可能由多囊卵巢综合征等常见的妇科疾病引起，这些疾病会造成不孕，需要治疗后再准备怀孕。如果你有以下这些情况，就需要去医院好好检查一下，看看自己是否患有影响怀孕的妇科疾病。

月经周期正常，但月经量过多或月经来潮持续时间长。

月经周期正常，但月经量过少或月经来潮持续时间短。

月经周期未达21天或长达37天以上。

月经不调常见表现

月经来潮前或月经来潮时腹部疼痛剧烈，伴有恶心、呕吐、腹泻等症状。

月经稀发，几个月才来1次月经。

月经来潮的时间推迟，甚至不来潮。

月经停止6个月以上。

经血色暗，有血块。

· 月经失调女性如何备孕

要想顺利备孕，下面这些月经失调的情况必须治疗

当月经周期、持续时间、出血总量、经血颜色异于平日时，应到医院接受检查。如果因月经推迟演变成闭经而导致不孕者，需要接受较长时间的治疗。因此，在月经来潮推迟或停止连续三个周期时，应及时接受专业治疗。

遇到上述情况，在排除器质性病变的前提下，备孕女性可在医生的指导下采用口服短效避孕药的方法进行治疗，也可服用中药调理。此外，医生会根据患者的情况选择不同的促排卵药物，帮助改善卵巢的功能或代替垂体及下丘脑的部分功能。

生活调养

1 保持好心情。有些女性一有事儿就胡思乱想，做决定的时候特纠结，心思重，爱生闷气。虽然自己也不想这样，可还是过度焦虑，时常压力大。长期精神压抑、生闷气或遭受重大精神刺激和心理创伤，都可导致月经失调或闭经。这是因为卵巢分泌的激素受垂体和下丘脑的控制，情绪不稳定会影响月经周期。所以备孕的女性要尽量保持心情愉快。

2 生活有规律。有的女性喜欢夜生活，经常半夜两三点才睡觉，一觉睡到第二天中午，或者经常出差、倒时差……这样的生活起居会导致经期推后，甚至"离家出走"。因此，备孕女性应注意日常生活规律，不要熬夜，避免劳累过度，经期要防寒避湿。

3 经期不要受寒，不要冒雨涉水、洗冷水澡等。月经期间不宜长时间吹电风扇，也不宜长时间坐卧在风大的地方，更不能直接坐卧在地砖、地板上，以免受寒。

4 禁止经期性行为。月经期间不宜有性行为，否则容易让外部细菌进入体内，引起阴道及盆腔感染。

饮食调养

① 肥胖的月经失调患者，饮食上需要低糖、低脂；体重过低的月经失调患者，要纠正挑食、偏食的习惯，摄入足够的热量、蛋白质和维生素。除此之外，尽量不要吃冷饮，注意戒烟限酒。

② 吃一些滋阴补肾、健脾祛湿的食物，如山药、枸杞子、薏米、冬瓜、扁豆等，对肝肾不足、痰湿阻滞导致的血行不畅有很好的调养作用。

③ 兔肉、芹菜、莲藕、木耳等有凉血清热的功效，煲汤食用对肝肾不足引起的月经失调有较好的调养功效。

④ 补充足够的铁、叶酸和蛋白质，预防贫血的发生。

马医生贴心话

瘦身——肥胖女孩改善月经失调的好办法

月经失调时间长了，身体就会出现各种不适，还可能诱发肥胖。反过来，很多胖姑娘都有爱吃甜腻食品、不爱运动等习惯，这些习惯会导致体内脂肪堆积过多，造成脂肪代谢障碍，进而影响体内雌激素的分泌，最终导致月经失调。

可以说，女性肥胖的原因可能来自月经失调，而月经失调通常是由不良生活习惯导致的，不良的生活习惯引起肥胖，肥胖又引起月经失调，二者形成恶性循环，最终难以遏制。月经失调会引起和加重肥胖，而肥胖又会反作用于女性，导致月经失调。

因此，如果你正在备孕，又是一个胖姑娘，就要养成良好的生活习惯，少吃甜腻的食物，每天坚持运动，就有可能瘦身成功、保持月经正常。

习惯性流产

· 习惯性流产对女性的不良影响

连续发生 3 次或 3 次以上的自然流产称为习惯性流产。每次流产往往发生在同一妊娠月份。如妊娠物全部排出，可不予特殊处理；若妊娠物部分排出，宫腔内有残留，需立即做清宫处理。

· 有习惯性流产史的女性如何备孕

查明原因再备孕

1. 发生在妊娠早期的自然流产。这种情况大多与胚胎的染色体异常有关，备孕夫妻需做染色体检查。还要查 ABO 溶血、妇科疾病、母胎的免疫问题；排查病毒感染，如 TORCH 病毒感染等。

2. 孕周较大时发生的自然流产。尤其是先有破水，然后子宫收缩、胎儿排出的流产，可能与"宫颈功能不全"，也就是子宫颈过度松弛有关。要多方面找原因，把可能的因素排除后再怀孕。

3. 习惯性流产的女性在出现流产先兆又很想要这个孩子时，要先进行 B 超及其他辅助检查，在医生确定胚胎或胎儿存活后再开始保胎治疗。

生活调养

1. 流产后需要调理身体，使身体功能尽快恢复正常。加强个人卫生，保持会阴清洁，禁止盆浴。切忌触碰冷水。

2. 注意稳定情绪，丈夫应多安抚。在 1 个月内不要有性生活。

3. 养成定时排便习惯，每天早起后为最佳排便时间，排便时切忌过度用力。

4. 出现阴道持续流血、腹痛等异常情况时应去医院就诊，听从医生建议，不可自己乱用药。

饮食调养

1. 多吃维生素、蛋白质含量较高的食物，如绿叶蔬菜、鱼肉、奶类等。

2. 多吃含可溶性膳食纤维的食物，如胡萝卜、燕麦等，预防便秘。

3. 不喝冷饮，不吃生冷的食物。

宫外孕史

· 为什么会出现宫外孕

正常情况下，受精卵会由输卵管迁移到子宫腔，在此"安家落户"，慢慢发育成胎儿。但是受精卵在迁移过程中出现意外，没有到达子宫，而是在别的地方停留下来，这就成了宫外孕，90% 以上的宫外孕发生在输卵管。

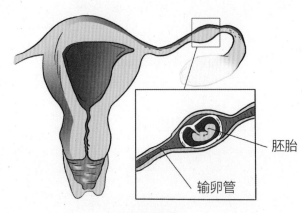

胚胎

输卵管

宫外孕示意图

· 有宫外孕史的女性如何备孕

术后半年内避孕并常检查

宫外孕术后半年之内要避孕，让身体逐渐恢复，同时要通过检查，确定是否具备正常怀孕的条件。建议做输卵管造影等相关检查，确认输卵管是否畅通，以及是否有盆腔炎、输卵管炎等妇科炎症。

有宫外孕史的女性，约有10% 会再次发生宫外孕。如果再次妊娠，最好在怀孕 40 天左右做一次 B 超检查，根据孕囊所处的位置，判断是否为宫外孕，以便在早期消除隐患。

生活调养

① 注意个人卫生，特别是在经期、产褥期要注意预防生殖系统感染，以避免炎症引起的宫外孕。

② 宫外孕手术后，身体免疫力低，要注意休息和保暖，尽量少去公共场所。

饮食调养

① 保证膳食平衡，满足身体正常的营养需求。

② 注意进食富含优质蛋白质、膳食纤维且易消化的食物，可多吃些鸡肉、猪瘦肉、蛋类、奶类、豆类、豆制品等。

高血压病史

·高血压对女性备孕的不良影响

血压过高会严重威胁孕妇和胎儿的健康，血压控制不理想者，不建议怀孕。

·高血压女性如何备孕

请医生做个整体评估

高血压女性孕前需要请医生做一个整体评估，判断高血压的严重程度、血压控制情况及有没有对心脏、肾脏等重要脏器造成损伤。

全面评估

验血，看看肾功能。

验尿，看看是否有尿蛋白。

心电图检查，看看心脏的情况，有没有出现左心室肥厚。

体格检查，看看有无血管杂音，心脏有没有扩大。

血压监测，看看血压是否控制在正常水平。

通过评估，如果没有出现重要脏器功能损伤，在适量的药物控制下，血压也处于一个正常的状态，是可以在医生的指导下准备怀孕的。

养成良好生活习惯

患高血压的备孕女性，平日应注意低盐饮食、适量运动、保持良好情绪、生活规律，避免过度劳累、睡眠不足。

服用相对安全的降压药

在备孕期间，若是必须用药，最好听医生的建议，使用对胎儿影响较小的药物。

定期量血压

患高血压的女性，在备孕期和孕期要定期测量血压，若血压控制不佳，应及时就医。保证每周至少测量血压 2 次。怀孕后更要注意监测血压，血压过高、过低都会对胎儿产生不利影响。

 马医生贴心话

给高血压女性的备孕建议

1. 控制热量的摄入。尽量少吃或不吃糖、点心、甜食、油炸食品及高脂食品；少吃动物性脂肪，烹饪宜少油少盐。

2. 限制盐的摄入，每日摄入 5 克盐。

3. 注意保证足够的睡眠，保持愉快的心情。

糖尿病病史

· 糖尿病对女性备孕的不良影响

糖尿病的发生与遗传因素和环境因素有关。如果糖尿病没有得到控制就怀孕，孕妇和胎儿都有危险。血糖控制不佳的患者，孕早期自然流产发生率明显高于常人，且易并发妊娠期高血压疾病。

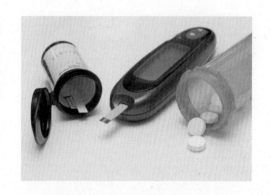

· 患糖尿病女性如何备孕

在孕前控制好血糖

患糖尿病女性要想怀孕的话，首先要在胰岛素或口服降糖药的调整下，将血糖和糖化血红蛋白控制在正常范围内。一般来说，在不出现低血糖的前提下，餐前血糖应控制在 3.9 ~ 6.5 毫摩尔 / 升，餐后 2 小时血糖应控制在 8.5 毫摩尔 / 升以下，糖化血红蛋白应尽量控制在 6.5% 以下，应用胰岛素治疗者可放宽至 7% 以下。

医生建议，糖尿病患者应在血糖控制良好 3 个月后再怀孕，这样可有效降低流产等的风险，同时患者的肾功能和血压应正常。

适当控制饮食

避免摄入过多糖分，含糖量较高的水果要慎重食用，如香蕉、荔枝、芒果等。要保证维生素、钙和铁的摄入。

将降糖药换成胰岛素

目前常用的降糖药可通过胎盘进入胎儿体内，对胎儿影响较大，所以建议女性备孕期间在医生的指导下选择胰岛素治疗。如果在口服降糖药期间意外怀孕，一定要遵医嘱及时更换药物，并检查胎儿是否受影响。

心理调节

只要将血糖控制好，胎儿是可以正常发育的。备孕女性要有信心，相信即便自己患有糖尿病，只要在医生的指导下控制好血糖，也能生下健康宝宝。

甲状腺疾病

甲状腺是人体的一个内分泌器官，位于喉结下方2~3厘米的地方，用手就能摸到。其主要功能是分泌甲状腺激素，从而调节机体的基础代谢并影响生长发育。

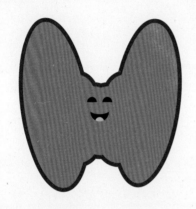

• 甲状腺功能异常影响怀孕

甲状腺功能异常主要分为甲亢和甲减。孕妇甲状腺功能亢进（甲亢）会导致胎儿早产、流产、死胎；孕妇甲状腺功能减退（甲减）会导致胎儿流产、早产，还会影响胎儿的骨骼和神经系统发育，导致孩子身材矮小、智力低下。

• 患甲状腺疾病女性如何备孕

孕前检测甲状腺功能

甲亢、甲减都是甲状腺功能异常。简单理解就是：甲亢，是体内甲状腺激素多了；甲减，是体内甲状腺激素少

了。所以，孕前检测甲状腺功能非常重要，尤其是甲亢、甲减或甲状腺叶切除人群，有甲状腺疾病家族史人群，甲状腺自身抗体阳性人群等，更有必要检测甲状腺功能。

规范治疗，维持正常甲状腺激素水平

甲减：一般遵医嘱采用甲状腺素片治疗，将甲状腺激素水平恢复到正常状态，从而恢复正常月经，提高自然妊娠率。

甲亢：如果经过1~2年规律治疗，用最小剂量的甲巯咪唑（5毫克/天）或丙硫氧嘧啶（50毫克/天）维持半年以上甲状腺功能正常，停药后半年到一年内没有复发，可以怀孕。

生活调养

甲状腺疾病与个人情绪、性格有很大关系，性格急躁、情感丰富敏感、情绪不稳定的人，患甲亢的概率较其他人大。因此，生活中应注意调整自己的心情，保持良好而平稳的情绪状态，尤其应该避免不良的精神刺激，以免加重病情。

饮食调养

甲亢患者饮食要限碘，并且保证热量充足，要多喝水。

甲减患者饮食要注意补碘、补硒。

贫血

贫血对女性备孕的不良影响

成年女性的血红蛋白含量低于 120 克 / 升，孕妇的血红蛋白含量低于 110 克 / 升，即可诊断为贫血。孕期贫血，会导致胎儿发育迟缓，出现自然流产或早产等。因此，备孕女性应在贫血得到纠正、各种相关指标达到或接近正常值时才可怀孕。怀孕后还要定期检查，预防再发生贫血。

贫血女性如何备孕

药补放第一位

孕前如发现贫血症状，应到医院进行检查，确定原因和类型，遵医嘱有针对性地进行治疗。如果是缺铁性贫血，应该在医生的指导下补充铁剂；如果是巨幼细胞性贫血，除了补充新鲜蔬菜和动物肝脏外，还需要给予叶酸和维生素 B_{12} 配合治疗。

生活调养

1. 保持心情舒畅，避免剧烈活动、劳累，改变体位时应缓慢进行，以免发生急性脑缺血而晕倒。

2. 不要服用对造血系统有影响的药物。

3. 适当运动可以促进血液循环，改善身体的免疫力。

饮食调养

1. 补铁首选动物性食物。食物中的铁元素分两种，血红素铁和非血红素铁。前者多存在于动物性食物中，后者多存在于蔬果和全麦食品中。相比而言，血红素铁更容易被人体吸收。
动物性食物：可以适量多吃含铁质丰富的动物血、肝脏，其次是瘦肉、鱼类和海鲜等。动物的心、肝、肾等内脏和动物血中所含的血红素铁最为丰富。
植物性食物：植物性食物中铁的吸收率比动物性食物中的低，而且所含的植酸、草酸等也会影响铁的吸收，补铁效果不是很理想。但是一些含铁量比较高的植物性食物，可以作为补铁的次要选择，如油菜、苋菜、韭菜、红枣、樱桃、芝麻、木耳等。

2. 补充维生素 C。维生素 C 可以促进铁质的吸收，帮助制造血红蛋白，改善贫血症状。维生素 C 多存在于蔬果中，如橙子、猕猴桃、樱桃、柠檬、西蓝花、南瓜等。

3. 不要在饭后短时间内喝茶，更不要喝浓茶，因为茶叶中的茶多酚会阻碍铁的吸收。

备孕期如何补充营养

备孕期注意补充蛋白质和维生素

· 卵子发育，离不开优质蛋白质

鱼虾

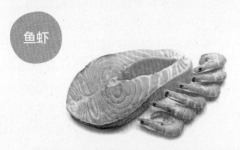

优点：含有易消化吸收的优质蛋白质，脂肪含量低，以丰富的不饱和脂肪酸为主，尤其富含 EPA（二十碳五烯酸）、DHA（二十二碳六烯酸），可以促进卵泡发育、维持卵子健康。

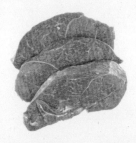
红肉

优点：猪肉、牛肉、羊肉等畜肉统称为红肉，富含蛋白质，其氨基酸的组成与人体需要十分接近，是构建肌肉的重要物质。

鸡鸭等禽肉

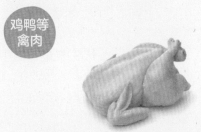

优点：蛋白质含量高，是优质蛋白质来源之一，且脂肪以不饱和脂肪酸为主。同时，禽肉也是磷、铁、铜和锌等的重要来源，并富含维生素 A、B 族维生素、维生素 E。

蛋类

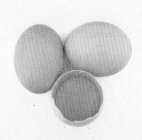

优点：蛋类包括鸡蛋、鸭蛋、鹅蛋、鹌鹑蛋等。虽然各种蛋类味道不同，但营养成分大致相同。鸡蛋物美价廉，易于消化吸收，并且适合很多烹调方法，是备孕女性补充营养的好选择。

牛奶

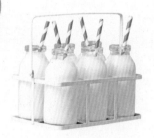

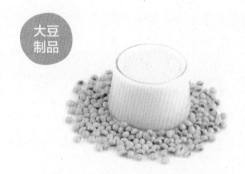
大豆制品

优点： 牛奶含有优质蛋白质，且热量相对不高。牛奶还有安神、助眠的作用。

优点： 豆腐、豆浆等大豆制品中含大量优质植物蛋白质，且脂肪含量低，适合女性食用。吃豆腐时尽量采用炖、煮的烹调方式，煎、炸会破坏营养，且热量较高。

备孕期要注意维生素的摄入

营养素	功效	摄入来源
叶酸 （特别重要）	能降低神经管畸形的发生率	动物肝脏、甜菜、菜花、绿叶蔬菜、水果等
维生素 C	精子的保护伞，减轻有害物质对精子的损伤	橘子、鲜枣、猕猴桃、菜花、草莓等
维生素 E	被称为"生育酚"，有抗氧化和提高生育功能的作用	玉米油、豆制品、花生、芝麻等
维生素 B_{12}	减少贫血的发生	猪肝、鸭蛋、鸡蛋、羊肉等

备孕女性如何补充叶酸

备孕女性为什么要补叶酸

很多女性在得知自己怀孕后才开始补充叶酸，这时已经是受精后的半个月了，容易使胎儿的脑部和脊髓因得不到足够的叶酸而发育不全，从而导致胎儿出现脑部和脊髓缺陷。因此，女性应在准备怀孕时就开始补充叶酸。

每日需要补多少叶酸

备孕女性需要在孕前 3 个月开始补充叶酸，每日 400 微克。

怎么补叶酸

从食物中摄入叶酸

 马医生贴心话

补叶酸不是女性一个人的事

一直以来强调女性在孕前和孕期要补充叶酸，但根据美国加州大学研究人员的观点，备孕时也建议男性服用叶酸。因为精子质量的提高涉及多种维生素，叶酸也是其中之一，当体内叶酸不足时，会出现精液浓度不足、精子活力下降的现象。所以，建议男性也要提前 3 个月补充叶酸，每天补充 400 微克。

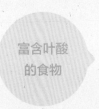

富含叶酸的食物		
	柑橘类水果	橘子、橙子、柠檬、葡萄柚等
	大豆类、坚果类	大豆及大豆制品、花生（花生酱）、葵花子等
	深绿色蔬菜	菠菜、油菜、油麦菜、西蓝花、芦笋、莴笋等
	谷类	大麦、小麦胚芽、糙米等
	动物肝脏	猪肝、鸡肝、鸭肝、羊肝等
	牛奶及乳制品	牛奶、酸奶、奶酪等

食补不足，叶酸片来补充

食物中的天然叶酸具有不稳定性，遇光、遇热容易损失，在储存、烹调加工过程中都会有不同程度的损耗。所以，除了每天摄入叶酸含量丰富的食物补充叶酸以外，还应该摄入适量叶酸片。

如果经济条件不宽裕的话，可以补充单纯的叶酸片，有些地区和单位还会发放免费叶酸片；如果经济条件允许的话，也可以选择补充复合维生素片（在说明书上都会标明叶酸含量）。

备育男性注意补锌

锌可以提高备孕男性的精子数量和质量，男性体内缺锌容易使性欲下降、精子减少。因此，补锌是备育男性的"必修课"。

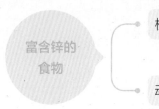

| 富含锌的食物 | 植物性食物 | 黑芝麻、糯米、紫菜、豆类、花生、小米、萝卜、大白菜等 |
| 动物性食物 | 牡蛎、牛肉、鸡肝、蛋类、羊排、猪肉等 |

注：牡蛎含锌量较高，其他海产品和肉类次之。

备孕女性应远离的食物

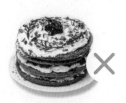

1 奶油制品：奶油属于高热量食物，而且多数奶油制品，尤其是蛋糕中多含有色素，不宜多吃。

2 罐头食品：一般含有添加剂，属于高糖、高盐食品。

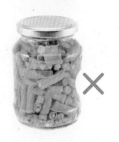

3 腌制食品：含盐高，而且含亚硝酸盐，容易导致血压升高，还可能致癌。

4 过甜的食物：食用过多果脯、蜜饯类等过甜的食物，容易导致肥胖，甚至引起糖代谢紊乱，阻碍其他营养素的吸收。因此，孕前要尽量少吃过甜的食物。

5 咖啡因：备孕期和怀孕期应尽量少喝或不喝咖啡、可乐、浓茶等，因为它们中含有的咖啡因对胎儿发育不利。

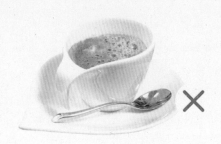

备育男性应远离的食物

1 加工肉制品和脂肪含量高的乳制品：肉制品在腌制和加工过程中会产生亚硝酸盐，它是导致身体疲劳、引发癌症的一个重要因素。备育男性大量食用加工肉类、脂肪含量高的乳制品等，会使有害物质积聚在体内，影响精子的质量和数量。

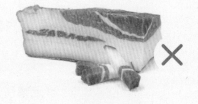

2 烧烤、油炸食物：含有致癌物丙烯酰胺，影响睾丸产生精子，导致男性少精、弱精。油炸食物中的重金属镉还会直接对精子产生毒性，即使怀孕了也不能保证胚胎的质量，严重的还会导致胚胎畸形。需要注意的是，这里所谓的烧烤食物是指用炭火烧烤的食物，而不是烤箱烤制的，烤箱烤制是一种健康的烹饪方法。

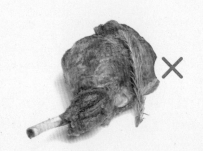

备孕期怎样合理运动

备孕期运动原则

女性应选择对体力要求较低的运动，如慢跑、瑜伽、游泳、郊游等；男性不宜选择剧烈的运动方式，如橄榄球、骑马等。

一定要坚持。

运动之前要做热身，避免在运动中引起肌肉、韧带拉伤或关节扭伤。

每次锻炼强度不要过大，适量运动的标准是运动结束后四肢不酸、人不觉得累。

运动时要穿上宽松的衣服，以利于散热。

运动类型和运动量

· 有氧运动

尽量坚持每天运动，如果做不到的话，至少做到每周 3 次有氧运动，每次坚持 30 分钟。需要注意的是，锻炼时间不要太长，剧烈运动超过 1 小时可能会影响女性正常排卵。

· 力量训练

因为怀孕可能影响骨骼健康，导致关节、韧带松弛或拉伤，所以孕前非常有必要进行力量训练，有助于提升肌肉力量以及保持骨骼健壮。力量训练每周保持 2 次即可。

· 核心肌群训练

核心肌群指的是腹部、背部以及骨盆周围的肌肉，负责保护脊柱的稳定。

核心肌群训练可以训练腹部、背部和盆部肌肉，以更好地支撑脊柱，避免运动中受伤。拥有强健的核心肌群可以帮助女性适应孕期的身体变化，降低分娩难度。最好每天进行一次核心肌群训练。

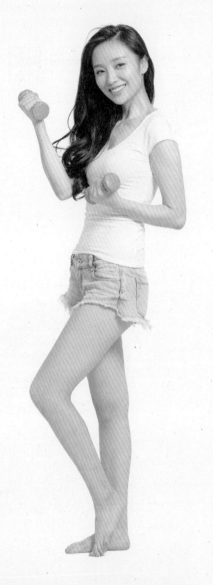

· 延展性训练

延展性训练可以提升身体的柔韧性，改善关节活动范围。同时，定期的延展性训练还可以帮助缓解压力。此外，延展性训练可以减少运动时身体受伤，缓解怀孕期间因身体变化带来的疼痛及不适感。

延展性训练的最佳时间是其他锻炼结束后，此时肌肉处于温热状态，易于延展。对于非定期锻炼者，最好保持每周至少 3 次延展性训练，以保持身体的柔韧性。另外，定期练瑜伽也可以保持身体的柔韧性。

适合备孕女性的运动项目

· 健身球，锻炼核心肌群

1 仰卧，双腿放在健身球上面，做腹式呼吸。吸气时横膈膜会下降，把脏器挤到下方，因此肚子会膨胀，而非胸部膨胀。

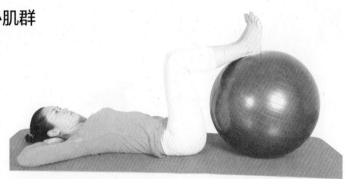

2 吸气的同时臀部抬起，放松，保持5秒。

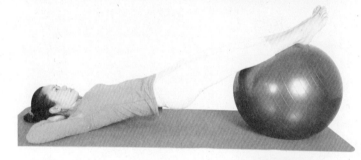

3 两膝夹紧健身球，且收缩肛门，重复10次。

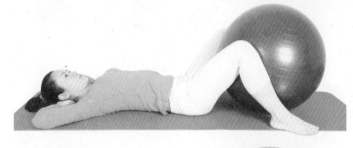

4 头部抬起，保持5秒，再平躺。

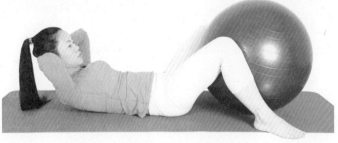

注意事项：臀部抬起时，要保持收腹，这样可以让脊柱保持正直。两膝夹紧健身球时，要保证腰部在垫子上。

虎式瑜伽，让脊柱更灵活

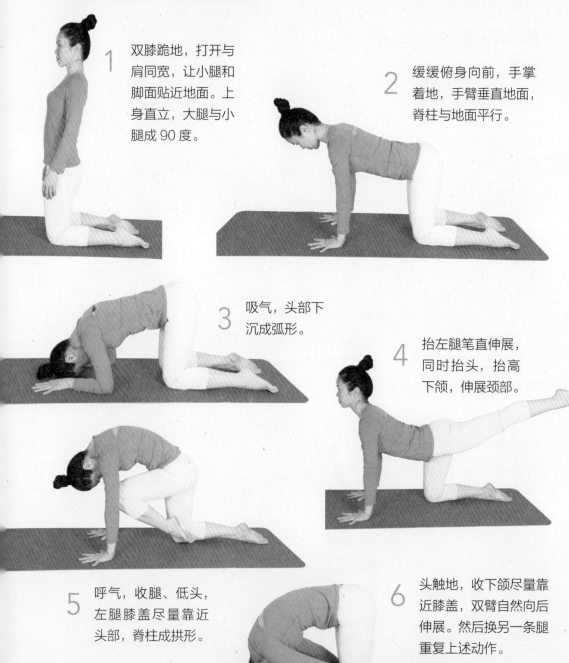

1 双膝跪地，打开与肩同宽，让小腿和脚面贴近地面。上身直立，大腿与小腿成90度。

2 缓缓俯身向前，手掌着地，手臂垂直地面，脊柱与地面平行。

3 吸气，头部下沉成弧形。

4 抬左腿笔直伸展，同时抬头，抬高下颌，伸展颈部。

5 呼气，收腿、低头，左腿膝盖尽量靠近头部，脊柱成拱形。

6 头触地，收下颌尽量靠近膝盖，双臂自然向后伸展。然后换另一条腿重复上述动作。

适合备育男性的运动项目

· 腹部仰起，消除腰腹部赘肉

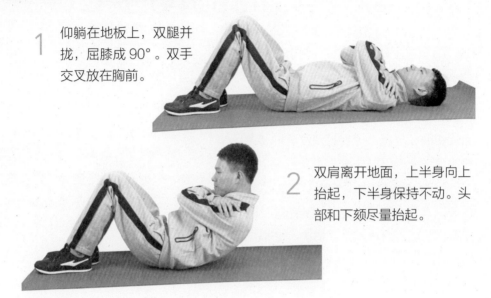

1　仰躺在地板上，双腿并拢，屈膝成90°。双手交叉放在胸前。

2　双肩离开地面，上半身向上抬起，下半身保持不动。头部和下颏尽量抬起。

· 举腿卷腹，燃脂增肌

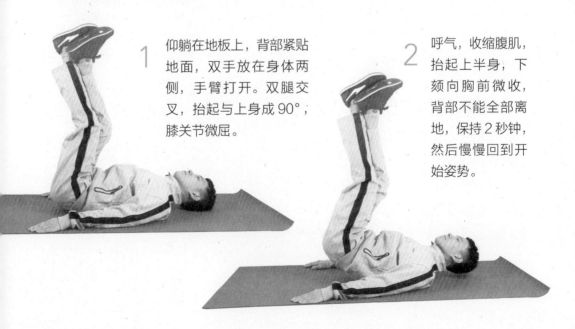

1　仰躺在地板上，背部紧贴地面，双手放在身体两侧，手臂打开。双腿交叉，抬起与上身成90°；膝关节微屈。

2　呼气，收缩腹肌，抬起上半身，下颏向胸前微收，背部不能全部离地，保持2秒钟，然后慢慢回到开始姿势。

事半功倍的助孕法

尽量安排在家中受孕

受孕最好在家中进行，因为家里比较安静、卫生，夫妻对家庭环境又比较熟悉，能够更加放松，有利于优生。

愉悦的氛围可以让夫妻双方更容易进入高潮，刺激女性阴道分泌黏液，使得精子更容易进入女性体内，并提高精子存活率。

选择气候宜人、空气清新的时候同房，把房间收拾得整洁、清爽，营造温馨、浪漫的气氛，加强感情交流，提高夫妻性爱的质量。

选择好体位更易受孕

子宫前位的同房方式

对于子宫前位的女性来说，合适的同房方式是男方俯卧在女方身体上，面对面进行。为了增加受孕机会，同房后女方可在臀下垫个枕头，使骨盆向上方倾斜，这样子宫颈就正好浸在精液池中，保持该姿势1小时即可。

子宫后位的同房方式

对子宫后位的女性来讲，同房方式可采用后入式，即男方从女方的后方进入。同房后女方可采用俯卧式，在腹部下垫个枕头，这样子宫颈正好浸在精液池中，保持该姿势1小时即可。

但无论是子宫前位还是子宫后位，同房姿势都不建议采用骑乘式和坐姿，否则，容易造成射精后精液外流，怀孕的概率会降低。

找准排卵期，来次完美同房

用排卵试纸找到排卵期，在排卵期前后隔一天同房一次，能提高命中率。同房时，如果夫妻双方的体力和性欲均处于最佳状态，有利于优生。

第2章

孕1月
（孕0～4周）

确认怀孕，
持续补叶酸

胎宝宝的变化

第 0~2 周

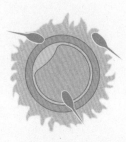

这时的宝宝还不是一个完整的胚胎，以精子和卵子的状态分别存在于备育爸爸和备孕妈妈的身体内。终于，有一个卵子从妈妈的卵巢内"脱颖而出"，率先成熟了，它离开卵巢，进入输卵管，迈着缓慢稳重的步伐迎接着属于自己的另一半。

第 3 周

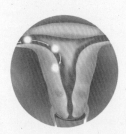

在排卵期，一个成熟的卵子排出，并进入输卵管壶腹部等待精子的到来。在受精前，有数以亿计的精子离开准爸爸，来到准妈妈体内。但能够穿越子宫颈、子宫腔来到输卵管壶腹部的精子只有 200 个左右。这些精子中，最有活力的那个精子会最早穿透卵子外面的透明带进入细胞内部，正式与卵子相结合，形成受精卵，开始生命之旅。

第 4 周

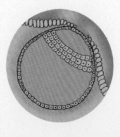

第 4 周，受精卵已经不断分裂形成了晚期囊胚。晚期囊胚通常会定位到子宫后壁的上部着床，它会接触并黏附在子宫内膜上，还会分泌蛋白溶解酶来溶解子宫内细胞、间质和血管。着床后，囊胚细胞就能够从孕妈妈的血液中获取养分了。

孕妈妈的身体变化

1　大多数孕妈妈在这个月可能还没什么感觉。

2　有的孕妈妈会有乳房硬硬的感觉，乳晕颜色会变深。乳房变得很敏感，触碰时有可能引起疼痛。

3　受精卵植入子宫后，合体滋养细胞会分泌人绒毛膜促性腺激素（human chorionic gonadotropin, hCG），刺激月经黄体成为妊娠黄体，卵巢也停止排卵。妊娠黄体分泌的大量雌激素和孕激素在这一阶段对维持妊娠起重要作用。

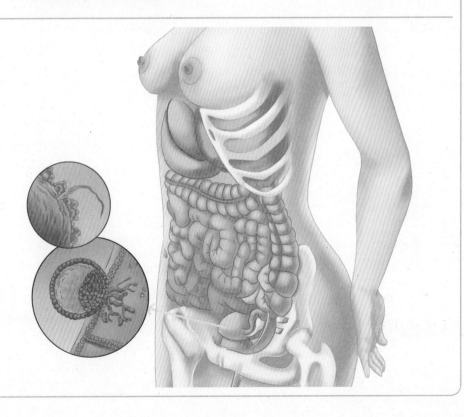

第 **3** 节

需要做的检查

验孕

· 早孕试纸

如果一向规律的月经推迟了，可以自己在家用验孕试纸检测。一般受精后 14 日就可以测出来了，孕早期最好使用晨尿测试。在使用验孕试纸前，请仔细阅读包装盒上的所有说明，有些验孕试纸可能会指定必须用当天早上的第一次尿液，测试时请勿超过 MAX（最大）线。

使用方法

1 用洁净、干燥的容器收集尿液。如刚怀孕，最好用早晨第一次尿液。

2 将试纸条上有箭头标志的一端浸入装有尿液的容器中，约 3 秒后取出平放，30 秒至 5 分钟内观察结果。

使用验孕试纸的注意事项

1 尽量采用早晨的第一次尿液进行检测，因为这个时候尿液中的激素水平最高，容易检测出来。实在不行的话，要保证尿液在膀胱中起码待 4 小时。

2 不要为了增加尿量喝过多的水，这样会稀释激素水平。

3 在检测之前要仔细阅读说明书，准确按照每个步骤的要求去做。

4 验孕试纸不能检测是否为宫外孕。如果想确认是否为宫外孕，需要去医院做 B 超检查，由专业医生判断。

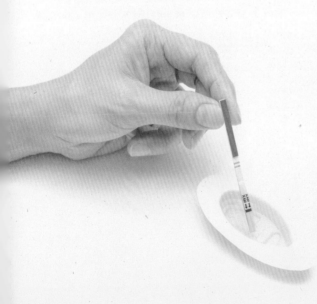

结果判读

未怀孕： 只出现一条对照线，表示没有怀孕。

怀孕： 出现两条线，即对照线和检测线都显色，且检测线明显清晰，表示已经怀孕；如对照线明显清晰而检测线显色很浅，表示可能怀孕，请隔两天用新的验孕试纸采集晨尿重新检测。

无效： 5 分钟内无对照线出现，表示测试无效。

· hCG 检测

受精卵着床后，女性胎盘的滋养层细胞会分泌 hCG，进入血中和尿中。所以，测定尿液或血液中的 hCG 含量能协助诊断早孕。

尿检一般可自行检测，通过早孕试纸测定晨尿即可（也可以去医院做）。血液定量检查 hCG 值，比早孕试纸更准确，医院常常抽血检测 hCG 来确定是否怀孕。

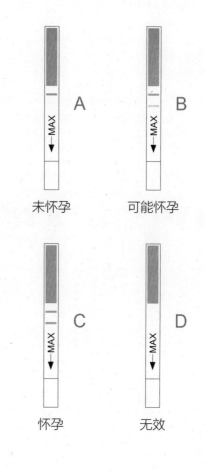

未怀孕　　　　可能怀孕

怀孕　　　　无效

怀孕天数太少做 B 超也查不出来

B 超是诊断早孕最可靠的方法，但怀孕 4 周时 B 超是检查不出来的，最早也要在第 5 周时才能见到妊娠囊，第 8 周做 B 超一般可以见到胎芽及胎心了。苹果妈妈当时用早孕试纸测出怀孕后就迫不及待地去医院做 B 超验证，可 B 超没有显示妊娠，当时非常紧张和失落。所以，建议孕妈妈如果怀孕天数少，不要着急做 B 超，以免引起不必要的焦虑。

hCG 检验报告解读

孕酮（黄体酮）（P）

是由卵巢黄体分泌的一种天然孕激素，在体内对雌激素激发过的子宫内膜有显著形态学影响，是维持妊娠所必需的。

28.18 ng/ml

根据这个数值和后面的参考范围可以得知，此时处于黄体期。黄体酮水平如果偏低，同时伴随 hCG 水平下降，出现阴道出血、腹痛，说明可能出现胚胎停育的情况。

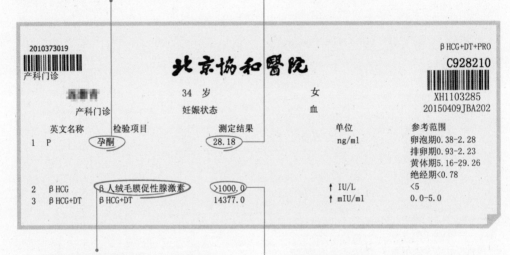

β 人绒毛膜促性腺激素（β-HCG）

参考范围根据孕周的不同有所不同，该激素能刺激黄体，促使胎盘成熟。

1000.0 IU/L

根据这个数值和后面的参考范围可以得知，这位女性已经怀孕 5 周了。

孕早期血清 β-HCG 的正常水平

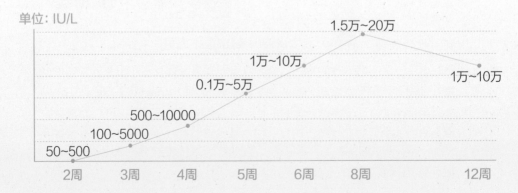

单位：IU/L

- 2周：50~500
- 3周：100~5000
- 4周：500~10000
- 5周：0.1万~5万
- 6周：1万~10万
- 8周：1.5万~20万
- 12周：1万~10万

可能出现的问题及应对

容易忽略怀孕征兆

如果不是计划怀孕，怀孕后身体上一些细微的变化，真的很容易被忽略，尤其是第一次怀孕的女性。如果你出现了下面几种情况，极有可能是怀孕了，就别做一些无意识的有损自己和胎儿的事情。

1 "大姨妈"迟到一周以上。如果你的月经周期一向比较有规律，突然晚了一周还没来，加上排卵期有过同房，就应当引起高度警惕了，这个时候，你极有可能怀孕了。但也不能下定论，因为也有环境变化或精神刺激等因素引起月经推迟的可能。

2 乳房出现变化。一般乳房在怀孕4~6周后开始增大并变得更加敏感，乳头、乳晕颜色加深。

3 体温持续轻度增高。一般来说，排卵前基础体温较低，排卵后基础体温会升高，并且会持续下去。如果体温升高状态持续3周以上，基本上就可以确定为怀孕了。

4 总是打哈欠犯困、感觉疲乏。如果你一向精力充沛近期却很容易感觉劳累、疲倦，睡眠也有所增加，也有可能是怀孕后体内激素的变化造成的。

5 排尿增多了。尿频主要是因为怀孕后体内的血容量增加，导致更多的液体经过肾处理排入膀胱成为尿液。随着孕期的推进，不断长大的胎宝宝会给膀胱施加更大的压力，孕早期的尿频症状可能会持续下去。

6 恶心呕吐，对气味敏感。如果你突然对某种气味变得敏感，比如炒菜的油烟味、汽车的汽油味、香水味等，甚至看到某种食物会感到恶心、出现呕吐，你也应该想到是不是怀孕了。

要学会区分怀孕和感冒

怀孕初期，一些征兆有些像感冒，如体温升高、头痛、精神疲乏、脸色发黄等，有时还会感觉特别怕冷，很容易让没有经验的孕妈妈当成感冒来治疗。如果打针、吃药，对胎宝宝可能会有伤害。因此，备孕的女性要时刻提醒自己有可能怀孕，需要用药的时候要想到这个问题，以免错误用药。

孕期安全用药

怀孕期间，孕妈妈的抵抗力下降，容易患病，还会并发一些疾病，这就可能会涉及孕期用药的问题。为了母婴健康，孕期安全、合理用药非常重要。

·孕期选择药物的原则

1 孕早期尽量不用药，对于原有疾病服药的孕妈妈，可在医生指导下暂时停用药物，或选择对胎宝宝影响小的药物。孕中期、孕晚期用药需要考虑对胎儿的影响，谨遵医嘱。

2 用药必须有明确的指征，且对治疗孕妈妈的疾病有益。

3 用药要注意孕周，了解胎宝宝的发育特点，并咨询医生。

4 控制好用药的剂量和时间，要根据病情，在医生指导下及时调整用量，及时停药。

5 当疾病危及孕妈妈健康，甚至生命时，用药对胎宝宝的影响为次要考虑。

6 几种药物有同样疗效时，要选择对胎宝宝危害较小的一种药物，尽量避免联合用药。

·不同阶段药物对胎儿的影响

不同药物在人体内的代谢时间不同，有备孕计划的女性在孕前3个月就要谨慎用药，在确定怀孕后更要慎之又慎。怀孕后，不同阶段的胎儿对药物的敏感度是不同的，受损程度与用药时的胎龄有关。

受精后两周内

对药物敏感度

这个阶段为细胞增殖早期，胚胎尚未分化，药物对胚胎的影响为"全"或无，"全"的意思是胚胎早期死亡导致流产，"无"为胚胎继续发育，不出现异常。

也就是说这一阶段用药的结果可能导致流产，也可能没有影响，妊娠就可以正常进行。

受精后3~8周

对药物敏感度

这个阶段是胚胎各器官高度分化、迅速发育的时期，对药物最敏感，可导致各种畸形，为致畸高度敏感期。比如说在受精后15~25日用药的话，会对胎儿的神经组织有影响。

如何用药

在这一阶段，避免用不必要或者不恰当的药物。如必须用药，谨遵医嘱。

受精后9周~足月儿

对药物敏感度

此时胎儿大部分器官已形成，药物的致畸作用明显减弱，但神经系统和生殖系统容易受到药物影响。

如何用药

这个阶段一旦生病了，医生可能会根据孕妇的情况使用一些经临床证实相对安全的药物。

注："安全"药物是指FDA（美国食品药品监督管理局）规定的孕期安全分级为A级和B级的药物。目前中国孕期安全用药尚无安全分级。如需用药，请遵医嘱。

· 孕期用药安全分级

孕妈妈用药安全与否，要根据药物对胎儿的影响来判定。1979 年美国 FDA 根据动物实验和临床对照研究，将药物分为 A、B、C、D、X 五大类。

分类	对胎宝宝的伤害	药物
A 类（安全）	临床对照研究中，未见对胎儿有伤害，危险性极小	包括多种维生素和产前使用维生素，但不包括大剂量使用维生素。比如 B 族维生素、维生素 C、维生素 E、叶酸等
B 类（相对安全）	临床对照研究中，药物对胎儿的危害证据不足或不能证实	比如说青霉素类，是妊娠期首选的抗生素类药品，用于治疗妊娠期梅毒或预防先天性梅毒；头孢菌素类，用于治疗孕期的严重感染
C 类（相对危险）	动物实验证实有致畸或杀胚胎的作用，但无人类对照研究	比如说肝素，是妊娠期首选的抗凝药，虽说不能通过胎盘，但长期使用会导致孕妈妈骨质疏松和血小板减少
D 类（危险）	药物对胎宝宝有危害，但临床非常需要，又无替代药物，需权衡利弊后用药	比如氨基糖苷类抗生素，会对胎宝宝造成伤害，孕期要慎重使用
X 类（禁用）	对动物和人类都有明显的致畸作用，是孕期禁用的药物	比如叶酸对抗药甲氨蝶呤，可导致胎儿中毒和死亡，所以孕期禁用

营养管理

总的原则

1 这个阶段孕妈妈自身的营养储备即可满足需要，不用特别补。

2 坚持健康的饮食计划，不挑食、不偏食，各种食物都吃点，全面摄入营养，就能够满足孕早期胎儿发育的需要了。

3 不好的饮食习惯要纠正，比如不按时按点、饥一顿饱一顿、不吃早餐等，否则容易造成肠胃不适，还会影响胎宝宝的生长发育。

4 不健康的食物少吃点，比如方便面、罐头食品、加工肉类食品、腌制食品等。

需重点补充的营养

叶酸、蛋白质：为受精卵着床做准备。

铁：避免孕妈妈因缺铁导致缺铁性贫血，有利于胎儿的健康发育。

维生素 C：改善孕妈妈易疲劳的症状，提高抵抗力。

孕期需要补充多少叶酸

孕早期需要补叶酸，补充量为 400~800 微克 / 天。

需要特别提醒大家注意的是，高风险孕妇，如有无脑儿、脊柱裂患儿分娩历史的孕妇，最好在怀孕前 3 个月至孕 12 周每日补充叶酸 4~5 毫克。

马医生贴心话

建议去医院做个叶酸水平评估

为了搞清楚体内的叶酸是不足还是过量，建议女性去营养科门诊。医生会给你做个营养摄入的评估，同时建议你空腹抽个血，查查是否有贫血，以及血清叶酸和红细胞叶酸的水平，必要时做叶酸代谢障碍基因检测，之后给出一个合理的膳食建议。至于叶酸补充剂，医生会帮你选，该补的补，该停的停，并定期复查。

喝不喝孕妇奶粉

· 孕妇奶粉的功效

孕妇奶粉是在牛奶的基础上添加孕期所需要的营养成分，包括叶酸、铁、钙、DHA 等，有些还特别添加了双歧杆菌，可保护肠黏膜，维持肠道内菌群的平衡，使孕妇不容易便秘，营养吸收更好。从营养成分来讲，孕妇奶粉优于鲜奶。

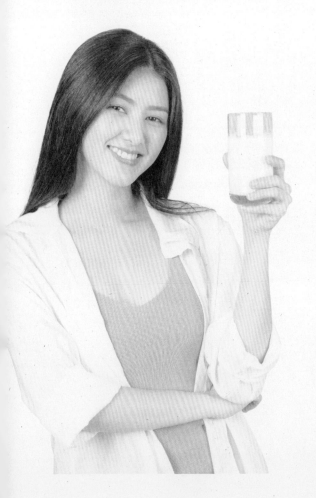

· 到底要不要喝孕妇奶粉

虽然孕妇奶粉营养丰富，但如果孕妈妈饮食合理、营养均衡，那么就没有必要喝孕妇奶粉。下面介绍下需要喝孕妇奶粉的两种情形。

孕早期： 部分孕妈妈会因为孕吐导致食欲不佳，进而引起营养不良，这时喝些孕妇奶粉，可以补充营养。

孕中、晚期： 孕妈妈对营养的需求量会增大，体重增长慢、饭量又比较小的，可适当饮用孕妇奶粉，来获得充足的营养。

· 喝孕妇奶粉的注意事项

1 孕妈妈如果在服食钙片的同时，还在喝孕妇奶粉和牛奶，那就最好计算一下每天摄入的钙的总量，并将其控制在合理范围内。

2 由于孕妇奶粉中含有叶酸，要注意计算一下每日通过叶酸片、饮食和奶粉中摄入的叶酸总量，最好不要超过叶酸的每日推荐摄入量。

3 孕妇奶粉中可能会添加糖，体重超标或有妊娠期糖尿病的孕妈妈饮用时要注意。

不宜过度进补

怀孕头3个月，尤其是第1个月，胎宝宝需要的营养很少，只要孕妈妈不挑食、不偏食，完全可以延续之前的饮食习惯。

· 不宜大补特补

有的孕妈妈家庭条件好，恨不得每天一只海参、一碗燕窝，目前没有明确研究证明吃这些食物对孕妈妈和胎宝宝有很大的益处。并且海参、燕窝等滋补品中的蛋白质、碳水化合物以及一些矿物质完全可以从普通食物中摄取，而燕窝、海参等如果孕前没吃过，孕期也不宜轻易尝试，以免引起过敏反应。

· 孕早期不用增加饭量

孕期饮食要重质、重营养均衡，而不是一味加量。如果一味加量容易导致孕妈妈肥胖，给顺产带来麻烦，还容易娩出巨大儿。

· 每天进食的食物种类越多越好

孕早期的饮食应注意食物的多样化，数量可以不多，但为了保证营养的全面，饮食的种类要丰富多样，比如主食要有谷类和薯类，餐餐有蔬菜，肉类、水果不过量，奶类、豆类、坚果等都要有。

 马医生贴心话

孕期吃太多，弊大于利

如果刚怀孕就大补特补，生怕孩子输在起跑线上，那么胎宝宝不需要的营养就会全部长在自己身上，很容易造成肥胖。

我坐诊时就碰到过这样一位孕妈妈，她当时怀孕第1个月就长了3千克，也不按饮食计划来，整个孕期下来体重超标不说，生完也没恢复，直到现在还很胖。

一句话总结就是："不必拼命吃，否则肉都长自己身上了。"

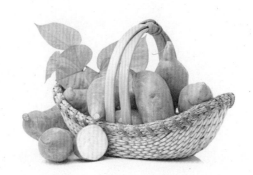

第6节

运动管理

这个时期的运动原则

1 运动方式以缓慢、轻柔为主，尽可能使身体处于舒服的状态。

2 在怀孕早期，要避免过于剧烈的运动；在天气过热、过冷、潮湿的时候，最好暂停运动。

3 运动时穿着舒适的衣服，运动前要排空尿。

合适的项目

• 金刚坐

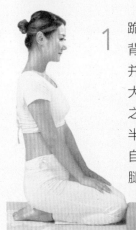

1 跪坐姿势，小腿和脚背平贴于地面，膝盖并拢，双脚略分开，大腿压在小腿和两脚之间。脊背挺直，上半身保持直立，两臂自然下垂，放在大腿上。

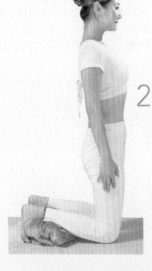

2 起身，呈跪立状态，并打开双膝与肩同宽，踮起脚尖，保持3~5秒，同时做一个深呼吸。跪立时，上身尽量放松，主要锻炼肩膀及胸部的力量，注意收紧下巴，腰背挺直。可以在脚踝下方垫毯子，缓解足背、脚踝的压力。

注意事项： 跪坐时，可以在臀部下方横垫一块瑜伽砖，让身体感觉更舒适。做瑜伽时，根据身体接受程度进行调整，如不舒服可以随时中止。

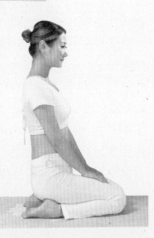

3 慢慢将臀部坐回到双脚上。在最终的金刚坐上保持1分钟或者更久的时间。

第7节

推荐食谱

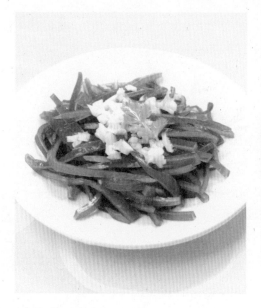

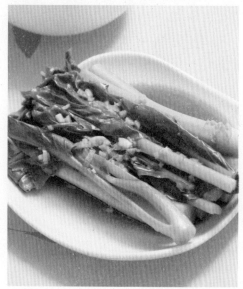

凉拌海带丝

材料　水发海带丝 200 克。

调料　蒜末 5 克，香菜末、醋各适量，香油、盐各 2 克。

做法

1 水发海带丝洗净，切段。

2 锅置火上，倒入适量水烧沸，加少许醋，放入海带丝焯水，捞出过凉，沥干水分，装盘，加醋、盐、香油拌匀，撒上香菜末、蒜末拌匀即可。

推荐理由 ————————

海带富含碘，适量食用能促进胎儿甲状腺的发育。

爽口芥蓝

材料　芥蓝 250 克。

调料　姜末、蒜末、盐、生抽、白糖各 3 克，蒸鱼豉油、植物油各适量。

做法

1 将芥蓝洗净，放沸水中焯至断生后捞出。

2 锅内倒油烧至六成热，下姜末、蒜末炒香，加生抽、盐、白糖、蒸鱼豉油和少许水，炒至汤汁浓稠后淋在芥蓝上即可。

推荐理由 ————————

这道菜富含维生素 C，能改善孕妈妈易疲劳的症状，提高抵抗力。

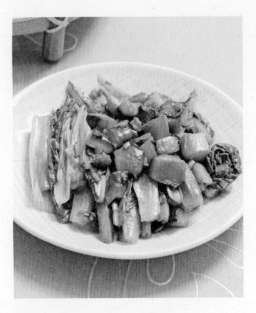

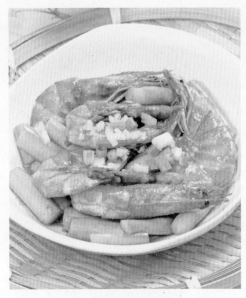

香菇炒油麦菜

材料 油麦菜 200 克，水发香菇 80 克。

调料 蒜末、姜末、酱油、盐各 5 克，
香油、植物油各适量。

做法

1 油麦菜去蒂，洗净切段；水发香菇洗
净，切块。

2 锅内倒油烧热，爆香蒜末、姜末，倒
香菇块，加酱油翻炒，倒油麦菜段炒
至断生，加盐、香油调味即可。

推荐理由 ————————

油麦菜富含叶酸，搭配富含氨基酸的香
菇，可以改善孕妈妈的免疫力、促进胎
儿的脑部发育。

鲜虾芦笋

材料 鲜虾 200 克，芦笋 300 克。

调料 鸡汤、姜片、盐、淀粉、蚝油、
植物油各适量。

做法

1 鲜虾洗净，挑去虾线，用盐、淀粉拌
匀；芦笋洗净，切段，焯水沥干，
装盘。

2 锅内倒油烧热，爆香姜片，加入虾、
鸡汤、盐、蚝油翻炒至熟，出锅浇在
芦笋段上即可。

推荐理由 ————————

芦笋的叶酸含量很高，虾富含矿物质和
蛋白质，孕妈妈常吃这道菜有益于胎宝
宝生长发育，还能预防便秘。

第 3 章

孕 2 月
（孕 5 ~ 8 周）

早孕反应来了，
警惕胎停育

胎宝宝的变化

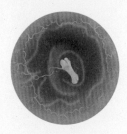

第5周

现在还属于胚胎阶段。此时，圆形的细胞团开始伸长，头尾可辨，样子就像一根小豆芽。细胞迅速分裂，中枢神经系统开始发育，出现了大脑发育的第一个高峰。

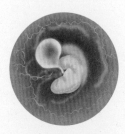

第6周

胎宝宝的心脏此时已经开始划分心室，并进行有规律的跳动及开始供血。心脏现在已经可以跳到120次/分钟。原始的消化道及腹腔、胸腔、脊柱开始形成，胳膊和腿也有了小小芽儿。

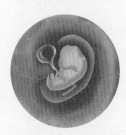

第7周

到本周末，胎宝宝看起来就像一颗豆子那么大，尾巴基本消失。长着一个特别大的头，在眼睛的位置会有两个黑黑的小点，而且开始有了鼻孔，腭部也开始发育了，耳朵部位明显突起。手臂和腿开始变长，手指也从现在开始发育。

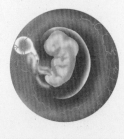

第8周

现阶段的胎宝宝仍被称作胚胎，各器官正在分化发育。心脏已经形成。大大的头，占整个胎体的一半，可以看出眼睛、耳朵、鼻子、口、手指和脚趾。肢芽分为两节，视网膜出现色素，耳郭出现。

孕妈妈的身体变化

1　乳房增大变软，会有胀痛感，乳晕颜色加深，并有凸出的小结节。

2　由于受精卵着床，可能会流少量的血，这属于正常现象，如果觉得不放心，不妨去医院诊断一下。

3　早孕反应开始出现，早晨醒来后可能会感到难以名状的恶心，还会有头晕、乏力、嗜睡、呕吐等不适。有的孕妈妈早孕反应比较轻，而有的则会出现剧烈呕吐，早孕反应的个体差异比较大。

4　由于子宫压迫，孕妈妈跑厕所的次数也比过去频繁多了。

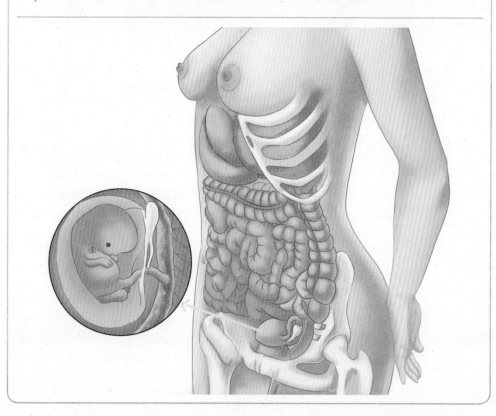

需要做的检查

B 超

　　正常情况下，受精卵应该是在子宫内膜上着床、生长发育的。而受精卵在子宫体腔以外的地方生长发育，就称之为"宫外孕"。大部分宫外孕发生在输卵管，还可能发生在卵巢、宫颈或腹腔的其他部位。因此，5~8 周产检时，需要用 B 超确定妊娠囊位置，排除宫外孕。

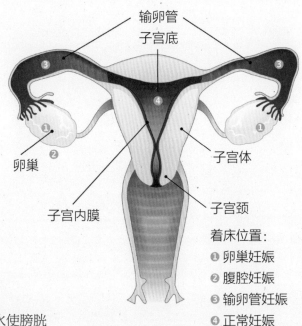

输卵管
子宫底
③
③
④
①
①
②
卵巢
子宫体
子宫内膜
子宫颈

着床位置：
❶ 卵巢妊娠
❷ 腹腔妊娠
❸ 输卵管妊娠
❹ 正常妊娠

·B 超检查前的注意事项

1 做 B 超看妊娠囊，要多喝水使膀胱充盈。做 B 超看妊娠囊时，孕妈妈需要多喝水，进行憋尿，这样可以使膀胱充盈起来，更有利于医生看清楚胎宝宝的情况。先去排号，等待的过程中不断喝水，到自己检查时，膀胱才能充盈。最好的状态是快要憋不住尿的时候，如果你的膀胱不够充盈，会被医生退回来，继续喝水等待膀胱充盈再去做。

2 穿宽松衣服。不只是做 B 超，整个孕期的检查都应该穿宽松易脱的衣服，既能节省时间，还可避免紧张而影响产检结果。

3 检查前不要吃易产气食物。豆类、萝卜、红薯等食物，进食后容易产生气体，而这些气体会影响 B 超结果。

4 第一次 B 超检查，准爸爸可以陪同孕妈妈。第一次 B 超检查，是准爸爸与胎宝宝的第一次亲密接触，有机会的话应当全程陪同孕妈妈一起做检查。通过第一次 B 超检查，可以确定孕妈妈是否为宫内正常妊娠，是否怀有双胎，也可以排除葡萄胎、宫外孕的可能。通过 B 超检查，可以及时发现胚胎发育的异常情况。

· B 超检查报告解读

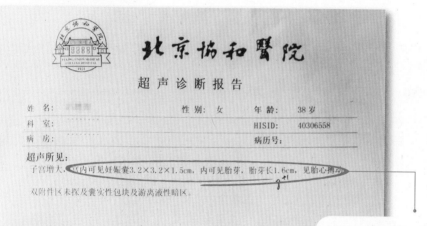

从以上结果看，宫内可见妊娠囊、胎芽和胎心搏动，根据妊娠囊的大小和胎芽长度判断已经怀孕 8^{+1} 周，为宫内早孕。

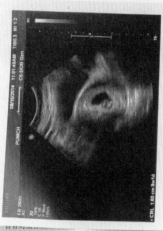
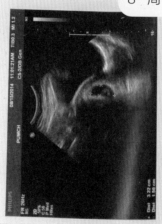

可能出现的问题及应对

孕吐

大部分孕妈妈会在怀孕6周左右出现食欲缺乏、轻度恶心、呕吐、头晕、疲倦等早孕症状，尤其是呕吐。孕吐，民间也称"害喜"，是正常的妊娠反应，一般持续到14周左右就会减轻或消失，也有到18周才慢慢减退的，甚至有的人整个孕期都伴有呕吐现象。

·导致孕吐的原因

1 孕妈妈体内相应激素迅速升高。

2 孕期嗅觉变得更灵敏。

3 孕妈妈肠胃蠕动减慢，胃排空时间延长。

·应对策略

对策一：接纳自己，放松心情

首先孕妈妈要认识到孕吐是正常现象，要从心理上接纳自己的改变，接受怀孕给自己带来的这些不适，珍惜自己目前的感受。只要孕吐在正常范围内，是不会影响胎宝宝发育的，同时要了解一些相应的科学知识，多与其他正能量的孕妈妈交流，多和自己的产检医生沟通，这些都能帮助缓解心理压力。

对策二：饮食要清淡

少食多餐、尽量少吃或不吃油腻的食物，以清淡、有营养的食物为主。

对策三：做轻缓的运动

很多孕妈妈因为吃了就吐，加上呕吐折腾而体力欠佳，总是躺在床上不想起来，这样只会加重早孕反应。要经常起来走一走，做做轻缓的运动。

户外散步、做孕妇保健操等，既能分散对孕吐这件事的注意力，还能帮助改善恶心、倦怠等症状，有助于减轻早孕反应。

对策四：按揉内关穴，减轻孕吐

内关穴位于前臂前区，腕横纹向上3指宽处，孕妈妈用一只手的拇指，稍用力向下点压对侧手臂的内关穴，保持压力不变，继而旋转揉动，以产生酸胀感为度。每天按揉几次内关穴可以起到和胃降逆、宁心安神、理气止痛

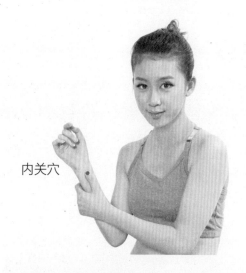

内关穴

胎停育

胎停育是指孕早期胚胎停止发育的现象。如果把受精卵比喻成一颗种子，当种子无法发芽，不能继续生长时，就是胎停育。B超检查表现为妊娠囊内胎芽或胎儿形态不整，无胎心搏动。

· 发生胚胎停育的信号

1 不再有恶心、呕吐等早孕反应，乳房发胀的感觉也会随之减弱。

2 阴道会有出血，常为暗红色的白带。

3 可能出现下腹疼痛，排出胚胎。

上述的情况也是因人而异的，有的甚至是一点迹象也没有，就直接出现腹痛，然后流产。也有的胚胎停育后，孕妈妈不会有任何症状，要靠常规

的功效，能帮助缓解孕吐。

对策五：应及时就医的3种情形

一般来说，出现下面3种情况应及时就医：孕吐呈持续性，无法进食或喝水，体重消瘦特别明显，体重下降超过2.5千克；出现严重的电解质紊乱和严重的虚脱，甚至发生生命体征的不稳定；孕吐物除食物、黏液外，还有胆汁和咖啡色渣物。

 马医生贴心话

不要通过有无孕吐来判断胎儿的健康

有的孕妈妈吃啥吐啥，可有的孕妈妈孕吐很轻，甚至有的人整个孕期都不会吐，不孕吐的孕妈妈可能会怀疑是不是胎儿发育不好。孕吐轻重是因人而异的，跟个人体质有关，有孕吐正常，无孕吐也不用担心，更不要通过有无孕吐去判断胎儿的发育好坏。

另外，民间有说法称孕妈妈吐得越严重、宝宝就越聪明，这种说法目前并没有科学依据。呕吐严重的孕妈妈，不妨把这句话当成一种激励，而没有出现孕吐的孕妈妈则不要纠结这件事。

B超检查才能发现。检查后发现胚胎停育，最好尽快做清宫手术。建议留取绒毛进行染色体检查，以查找本次胚胎停育的原因。

· 导致胎停育的原因

引起胎停育的原因有很多，常见的有胚胎染色体异常、母体内分泌失调、生殖器官疾病、免疫方面的因素等。

· 应对策略

对策一：确诊后尽快终止妊娠

确诊为胎停育后，要尽快终止妊娠，并做流产绒毛细胞染色体检查。如果就医便利，也可以先观察几天，等待胎儿自然流产，自然流产发生后要尽快前往医院，以免大出血，并且要做产后B超检查以确认是否完全流干净了。

对策二：冷静对待

无论是自己还是周围的朋友发生过胎停育，都不要为此过度担忧。心理压力会导致机体内分泌失调，对再次受孕是不利的。

对策三：再次怀孕，要提前做预防措施

再次备孕时，备孕女性就应尽早吃叶酸或复合维生素，以提高卵子质量。并且尽早做相应的检查，如查血hCG和黄体酮，监测胚胎的发育情况。如果是胚胎萎缩导致的流产，要做染色体检查。

先兆流产

先兆流产是自然流产发展的初级阶段，一般指在妊娠28周前先出现少量阴道流血，常为暗红色或血性白带，并没有胚胎组织排出，随后出现阵发性下腹痛或腰背痛的情况。

· 先兆流产的信号

1 阴道出血：阴道出血可分为少量出血和大量出血，持续性出血和不规律出血，尤其是阴道出血还伴随着腹痛，需要特别注意。

2 疼痛：骨盆、腹部或者下背部可能会有持续的疼痛感，当阴道出血的症状出现后，可能几小时或者几天后开始感到疼痛。

3 阴道血块：阴道排出血块或者浅灰色的组织。

马医生贴心话

如何根据胎心判断胎停育

胎心搏动就是胎儿的心跳，原始胎心管搏动一般出现在孕6~7周，但是考虑到根据末次月经计算孕周有误差的情况，可将胎心出现的时间延迟2周来考量。如果有阴道流血和腹痛等异常状况，妊娠8周做B超时还没见到胎心搏动，就要引起重视了，可能是胎停育。

导致先兆流产的原因

胚胎染色体异常

这是早期流产最常见的原因。染色体异常导致的流产几乎占早期流产的2/3，染色体异常的胚胎多数会发生胚胎退化甚至消失，即使极少数发育成胎儿，出生以后也可能有畸形或一些器官功能异常。

外界的不良刺激

影响胚胎的外界因素比较多，如镉、铅等重金属，有机汞、甲醛、苯等化学物质，还有放射性物质、电离辐射等，孕妈妈接触后，会直接或通过胎盘影响胎宝宝，使其发育受损，甚至引起流产。

孕妈妈身体因素

内分泌失调；甲状腺功能减退、严重的糖尿病等；全身性疾病，如严重的感染等；子宫畸形；宫颈功能不全，子宫颈内口松弛；母胎血型不合等。

精神因素

孕妈妈精神紧张、压力大、多思多虑也会增加流产的风险。

应对策略

对策一：当孕妈妈有流产征兆时，要及时到医院检查并寻找原因

1 如果是因为高血糖、甲状腺功能低下、黄体功能不良等原因引起的，那么经诊断胚胎发育健康的情况下，可以进行相应处理。

2 如果经诊断为宫外孕或难免流产或胚胎停育，应尽早终止妊娠，以免造成稽留流产或感染，不仅影响以后怀孕，严重的还可危及孕妈妈的生命。也有的孕妈妈出现先兆流产后因为担心胎儿不健康，不愿过多人工干预，采取顺其自然的态度，这也未尝不可。

对策二：再次怀孕，要提早预防，避免出现先兆流产

为避免再次出现先兆流产，孕早期不要有性生活，注意生殖道卫生；避免过度劳累；不要接触有害物质等。

宫外孕

宫外孕是指受精卵着床在子宫体腔之外的地方，又叫异位妊娠。（导致宫外孕的原因见第一章第三节。）

马医生贴心话

先兆流产不一定流产，能否继续妊娠取决于胚胎的情况

1. 如果胚胎异常，那么流产不可避免。

2. 如果胚胎是正常的，经过相应的休息、观察、必要的治疗可以继续妊娠。

· 宫外孕的信号

1 hCG 值翻倍不正常：确认怀孕后，如果出现 hCG 值翻倍不正常，就要去做 B 超检查来排除宫外孕。

2 腹痛：90% 的宫外孕会出现腹痛，常表现为严重的突发性剧痛，为撕裂样或刀割样，是腹腔内出血刺激腹膜所致。

3 阴道出血：较长时间的少量出血。

4 晕厥与休克：由于腹腔内急性出血，可引起血容量减少及剧烈腹痛，轻者常有晕厥，重者出现休克。

5 其他症状：宫外孕的症状常常是不典型的，有的患者还会出现恶心、呕吐、尿频尿急、面色苍白、血压下降等症状。

· 应对策略

被确诊为宫外孕后，一定要尽早治疗，治疗的方法包括药物治疗和手术治疗。

对策一：药物治疗

是用治疗癌症的化学药物来杀死绒毛细胞，与治疗癌症剂量相比，应用剂量非常低，引起肝、肾及血液方面不良反应的可能性也比较小。治疗成功后，患者也要定期检查，因为输卵管本来就有问题，再度发生宫外孕的概率还是比正常人高。

对策二：手术治疗

分为两种：保守性治疗与根治性治疗。保守性治疗以清除宫外孕的胚胎组织为主，尽量保留输卵管的完整性；根治性治疗则是切除发生宫外孕那一侧的输卵管。

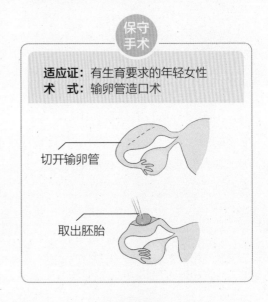

保守手术

适应证：有生育要求的年轻女性
术　式：输卵管造口术

切开输卵管

取出胚胎

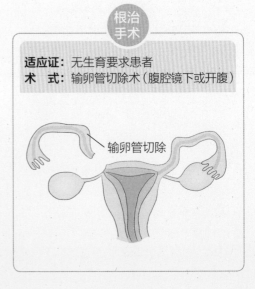

根治手术

适应证：无生育要求患者
术　式：输卵管切除术（腹腔镜下或开腹）

输卵管切除

第5节

营养管理

总的原则

1 不吃油腻的食物。

2 补充碳水化合物，避免出现酮症酸中毒。

3 适当多吃可以缓解孕吐的富含 B 族维生素的食物，比如鸡肉、鱼肉、鸡蛋等。

4 补充足够的蛋白质，每天 55 克左右。其中，优质蛋白质应占 1/3 以上。

马医生贴心话

体重下降该怎么吃

如果孕妈妈的体重下降明显、超出正常的话，孕妈妈就要加强营养，以免造成营养不良，影响胎宝宝的健康发育。

如果孕妈妈食量较小，平时可以减少蔬果的摄入，增加谷薯类和肉蛋奶类的摄入，这样可以提供母胎所需的热量，保证胎宝宝的健康成长。

需重点补充的营养

蛋白质、碳水化合物：胎宝宝的肝、肺、心脏等器官开始形成，需这些关键营养素的补充。

叶酸：预防胎儿神经管畸形。

铁：预防缺铁性贫血。

维生素 B$_6$：缓解孕期呕吐。

缓解孕吐

· 反应强烈时，吃点馒头、补些水

有早孕反应的人，呕吐严重时建议吃固体食物，比如馒头、饼干、烧饼、面包片等，可缓解孕吐反应。不断呕吐会造成体内水分丢失严重，要注意补水，但固体食物和液体食物最好不同时吃。

· 反应较轻时，可以少食多餐

早孕反应严重的孕妈妈总是没食欲，吃了还要吐出来，不吃还好受一些。虽然此时胎宝宝还很小，需要的营养并不多，但是如果进食过少还是会对母子健康不利，可以每次减少进食量，

多吃几次，把一日三餐改为每天吃5~6餐。当孕妈妈感觉好受一些，孕吐反应较轻时，食量宜增加，食物要多样化，必要时睡前适量加餐，以满足孕妇和胎儿营养需要。

· 清淡、少油的食物多来点

有早孕反应时，食欲本来就差，只要不是绝对禁忌的食物，孕妈妈可以根据自己的口味想吃什么吃什么，但整体上要以清淡、少油为好。很多孕妈妈此时会对鱼、肉、动物肝脏等比较反感，不必强迫自己进食，度过孕吐阶段，食欲就会慢慢好转。

· 补充碳水化合物，避免酮症酸中毒

孕吐严重，甚至影响进食的时候，也要保证碳水化合物的摄入，以预防酮症酸中毒对胎儿神经系统的损害。每天至少保证130克碳水化合物的摄入，但要选择易消化的米、面等。各种糕点、薯类、根茎类蔬菜和水果中也富含碳水化合物，孕妈妈可以根据自己的口味进行选择。

适当增加 B 族维生素的摄入可以减轻孕吐

B 族维生素可以有效改善孕吐，维生素 B_6 有直接镇吐效果，维生素 B_1 可改善胃肠道功能，缓解早孕反应。除了补充复合维生素外，尤其要注重通过膳食摄入营养，猪瘦肉、小米、花生、猪肝、羊肉等食物是维生素 B_1 的好来源，鸡肉、鱼肉、鸡蛋、黄豆等可提供丰富的维生素 B_6。

 马医生贴心话

不爱吃鱼、肉，可以用豆制品代替

孕 2 月，有的孕妈妈食欲不好，尤其看见鱼类、肉类等就想吐，此时虽然不用增加蛋白质的摄入，但也要维持孕前的每日 55 克的量，尤其是优质蛋白质要占蛋白质摄入总量的1/3，以保证胎儿的正常发育。那么此时如何避免因不想吃鱼类、肉类而导致蛋白质缺乏呢？最好的办法是用大豆及豆制品来补充。食欲恢复后，鱼类、肉类也要适当摄入。

130 克
碳水化合物

 + +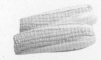

馒头 140 克　　玉米 2 根　　全脂牛奶 240 克

偏爱酸味食物并不奇怪

很多孕妈妈偏爱吃些酸味食物，觉得吃完舒服些，这可能是因为酸味食物能提升食欲、促进消化。

喜欢吃酸味的孕妈妈，最好选择既有酸味又能补充营养的天然食物，比如番茄、樱桃、杨梅、橘子、酸枣、青苹果等；不宜吃酸菜等腌制食品，因为腌制食品中的营养含量很低，致癌物质亚硝酸盐含量较高，过多食用对母胎健康不利。

适当多吃富含钾的食物

早孕反应严重的孕妈妈，消化液大量丢失，加上进食受影响，容易导致钾的摄入量不足。若患有低钾血症，会出现全身无力、精神萎靡、乏力、头昏眼花、反应迟钝、烦躁不安等症状，因此要注意钾的补充。在这个阶段，孕妈妈要尽量地迎合自己的口味，想吃什么就吃什么，同时尽量多吃一些高钾食物，比如黄豆、绿豆、香菇、香蕉、海带、土豆等，来补充身体所丢失的钾。

蛋白质不必加量，但要保证质量

2个月的胎宝宝已经出现了胎心、胎芽，成长发育过程中需要足够的蛋白质。此时孕妈妈所需的蛋白质不必增加数量，跟孕前一致即可，每天55克，但要保证质量。鱼虾类、去皮禽肉、瘦肉、蛋类、乳类、大豆及豆制品都是优质蛋白质的良好来源。

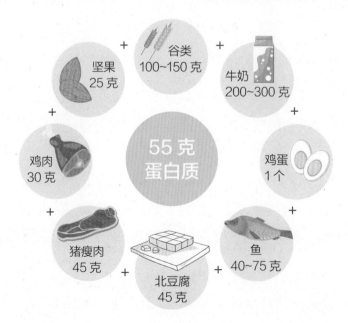

坚果 25克 + 谷类 100~150克 + 牛奶 200~300克

鸡肉 30克 + 55克 蛋白质 + 鸡蛋 1个

猪瘦肉 45克 + 北豆腐 45克 + 鱼 40~75克

第6节

运动管理

这个时期的运动原则

1 孕 2 月是流产的高发期，但不等于所有的孕妈妈都要卧床休息，做一些幅度不大的轻柔运动，会让胎儿更健康强壮。

2 如果你有流产先兆，甚至是需要卧床保胎的孕妈妈，那么要谨遵医嘱。

合适的项目

· **摇摆摇篮**

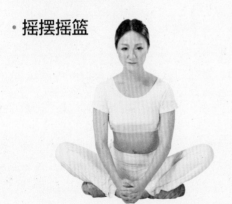 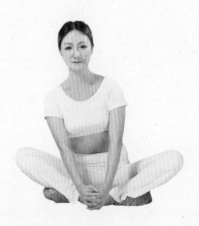

1 取坐姿，两脚脚心相对，上身挺直，双手交握，握住脚尖。

2 双手双臂保持不动，使整个上半身向右摆动，然后依次按照后、左、前的顺序自然摆动一圈，停下来休息 1~2 秒，再重复上述动作。期间两腿可随身体而动。

注意事项： 做此套动作时，双手也可以一只放在胸部，一只放在腹部。如果觉得转圈会晕，也可以不用身体转圈，改成以臀部为基点，由左到右、由前向后摆动的方式运动。另外，最好是坐在软垫或是毯子上进行运动，可以将毯子卷起来，绕过臀部垫在大腿根下，这样就能够固定住根基，避免晃动。

推荐食谱

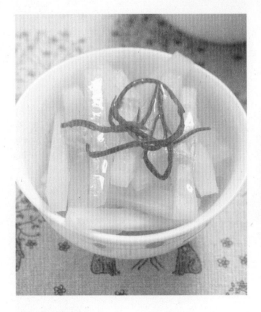

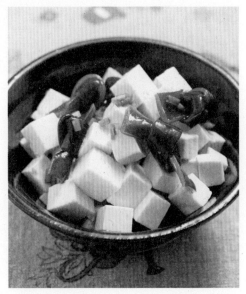

姜汁莴笋

材料 莴笋 400 克，红甜椒、姜各 20 克。

调料 白醋 10 克，白糖 5 克，香油、盐各 3 克。

做法

1 莴笋削去老硬的外皮，洗净，切宽条，加白醋和盐，腌渍 10 分钟。

2 红甜椒洗净，切成细丝；姜切碎后加少许凉白开捣烂制成姜汁。

3 沥去腌渍莴笋条时渗出的汁，调入姜汁、白糖和香油，点缀红甜椒丝即可。

推荐理由

姜有止呕的功效，莴笋清热、利尿，这道菜爽口开胃，可缓解孕妈妈的不适感。

海带结烧豆腐

材料 豆腐 300 克，海带结 100 克。

调料 葱花 10 克，盐 3 克，植物油适量。

做法

1 海带结洗净；豆腐洗净，切成小块，放入沸水中焯烫一下。

2 锅内倒油烧热，爆香葱花，放入豆腐块、海带结、水烧熟，加盐调味即可。

推荐理由

豆腐含有优质蛋白质和不饱和脂肪酸等，可以为孕妈妈和胎宝宝提供丰富的营养。搭配碘含量丰富的海带，有利于胎儿神经系统的发育。

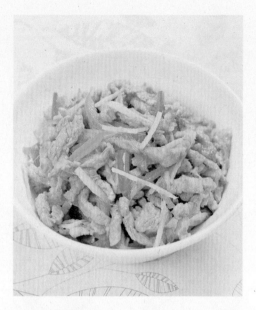

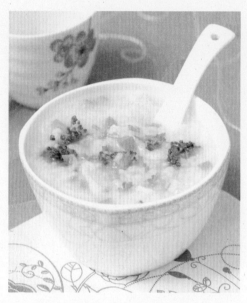

子姜炒肉

材料 羊肉 250 克，子姜 100 克，青椒、
红椒各 30 克。

调料 植物油适量，葱丝 30 克，料酒 10
克，盐 3 克，醋少许。

做法

1 羊肉洗净，切丝；子姜洗净，切丝；
青椒、红椒均洗净，去蒂、籽，切丝。

2 将羊肉丝放入碗内，加料酒和盐腌渍
10 分钟。

3 锅内倒油烧热，爆香姜丝，将羊肉丝、
青椒丝、红椒丝和葱丝下锅煸炒，烹
入料酒，加盐调味，最后淋少许醋
即可。

推荐理由 ━━━━━━

羊肉富含维生素 B_1，可以促进胎宝宝的
生长发育，搭配子姜，有较好的预防孕
吐的作用。

田园蔬菜粥

材料 大米 60 克，西蓝花、胡萝卜、蘑
菇各 40 克。

调料 香菜末、盐各适量。

做法

1 西蓝花洗净，掰小朵；胡萝卜洗净，
去皮，切丁；蘑菇去根，洗净，切片；
大米洗净。

2 锅内放水煮沸，加入大米，煮至快熟
时，下入胡萝卜丁、蘑菇片煮至熟烂，
倒入西蓝花煮 3 分钟，加盐、香菜末
拌匀即可。

推荐理由 ━━━━━━

西蓝花、胡萝卜、蘑菇富含各种维生素
和纤维素，与大米同煮可以使粥营养更
丰富。食欲不佳的孕妈妈可以试试这款
田园蔬菜粥。

第4章

孕3月
（孕9～12周）

做好第一次产检，
及时建档

胎宝宝的变化

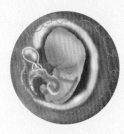

第9周

现在胎宝宝已经初具人形了，手、脚、四肢生长迅速，手指和脚趾都长出来了。腿在变长，已经长到能在身体前部交叉。眼皮几乎覆盖了双眼，但还不能主动闭合或睁开。鼻子也已经初具雏形。现在的胎宝宝移动起来更加灵活自如了，不过由于太小，只有几厘米长，所以孕妈妈还感觉不到胎动。

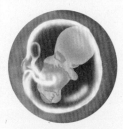

第10周

胎宝宝身体的各部分都已经初步形成，很多的内脏器官开始发挥作用。其中，肺开始发育，心脏的基本结构已发育完全，大脑发育非常迅速。甲状腺在妊娠10~12周已能合成甲状腺激素。

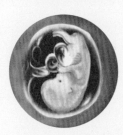

第11周

本周胎宝宝体重约19克，眼睑还是闭合的。心脏开始向所有器官供血，并通过脐带与胎盘进行血液交换。小肠开始有了蠕动。同时，许多细微之处开始表露出来，像手指甲、绒毛状的头发等。过了本周，胎宝宝就度过了发育的敏感期，患先天性畸形的风险大大降低，流产的风险也小了许多。

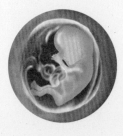

第12周

本周末，胎宝宝身长大约9厘米。四肢可以活动，通过外生殖器可初辨性别。本周开始胎儿甲状腺对碘的蓄积高于母亲甲状腺。胎儿胰腺开始分泌胰岛素。胎宝宝的眼睑是闭合状态，指甲开始生长，肠袢退回了腹腔。

孕妈妈的身体变化

1　孕妈妈的子宫继续增大，在耻骨联合上方可触及。

2　部分孕妈妈的腹部正中开始出现一条深色的竖线，这是孕妈妈体内激素水平变化所致，不用担心，产后激素水平恢复正常了，这条线就会消失。

3　孕吐的妈妈会觉得恶心、反酸，味觉也会发生改变，在孕 10 周左右达到顶峰。大多数孕妈妈的早孕反应在孕 3 月末开始逐渐减轻。

4　从怀孕到现在，孕妈妈的体重增加了 1 千克左右，但也有的孕妈妈体重没有增加，甚至减轻了。

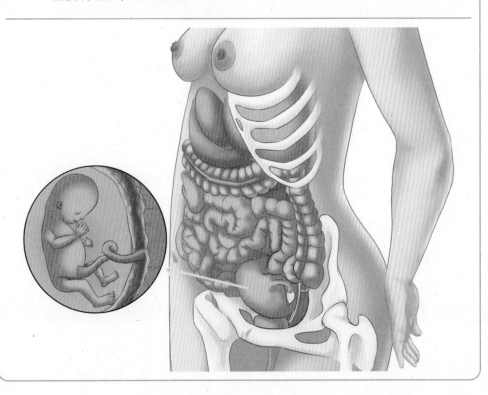

第3节

需要做的检查

产检项目一览表

孕妈妈孕 6 周之后到社区医院办理《母子健康档案》，在 12 周左右带着相关证件到你想要在整个孕期进行检查和分娩的医院做各项基本检查，医生看完结果，确认各项指标都符合条件，允许你在这个医院进行产检、分娩的过程，就是建档。

由于第一次正式产检需要建档，所以检查的项目比较多。具体的检查项目见下表。

必查项目	检查目的
体重检查（计算身体质量指数）	体重超标或过低都不好
血压检查	判断是否患有妊娠期高血压
尿常规	了解泌尿系统情况
多普勒听胎心音	了解胎宝宝心跳情况
血常规	检查是否有贫血、感染等情况
肝肾功能	检测是否患有肝肾疾病
乙肝五项	检测是否患有乙肝
梅毒血清抗体筛查和艾滋病筛查	检测是否患有梅毒、艾滋病
血型（ABO、Rh）	判断是否有母儿血型不合的可能
地中海贫血筛查（广东、广西、海南、湖南、湖北、四川、重庆等地）	筛查胎儿是否患地中海贫血
妇科检查	检查有无阴道感染
空腹血糖	筛查妊娠期糖尿病
孕早期超声检查	确定宫内妊娠和孕周

备查项目	检查目的
心电图	检查是否患有妊娠合并心脏病
妊娠 11~13^{+6} 周超声检查	测量胎儿颈项透明层（NT）厚度
甲状腺功能	筛查甲状腺疾病
口服葡萄糖耐量试验（OGTT）	血糖高于正常范围但又未达到糖尿病诊断标准者需要做 OGTT 以明确诊断
丙肝筛查	检测是否患有丙肝
抗 D 滴度	血型为 Rh 的孕妈妈需做此项检查
血清铁蛋白	血红蛋白 <110 克 / 升的孕妈妈需做此项检查
宫颈细胞学检查	孕前 12 个月内未检查此项的孕妈妈需要做，以筛查宫颈病变
宫颈分泌物检测淋球菌和沙眼衣原体	检测孕妈妈是否感染淋球菌和沙眼衣原体
细菌性阴道病的检测	检测孕妈妈是否患有细菌性阴道病
早孕期非整倍体母体血清学筛查（10~13^{+6} 周）	早期筛查胎儿是否患有唐氏综合征等染色体异常疾病
妊娠 10~13^{+6} 周绒毛活检	早期诊断胎儿是否患有唐氏综合征等染色体异常疾病

听胎心

胎心就是胎宝宝的心跳。

· 正常的胎心率

正常胎心率在 110~160 次／分，有时还要快些，也不太规律，到怀孕末期就规律多了。有时会有短暂的停跳，或速度达到 180 次／分，均属于正常现象。如果胎心率 <110 次／分或 >160 次／分时，可间隔 10~20 分钟重复听一次，若频繁、长期出现这种现象应及时就诊。

· 听胎心的方法

孕早期，通过 B 超来听胎心；孕中晚期，通过胎心仪来听胎心；孕 34 周之后通过胎心监护来听胎心。

称体重

怀孕之后，体重增长是必然的。由于胎儿依靠胎盘获取营养，如果孕妈妈没有增长足够的体重，那胎儿就有可能出现营养不良、生长迟缓等。但增重过多，就会造成脂肪过分堆积，增加妊娠期糖尿病、巨大儿等风险。

孕妈妈的体重增长在一定程度上反映了胎宝宝的生长发育情况，还可以帮助判断孕期营养是否合理。

· 正常体重范围

由于我国目前尚缺乏足够的数据来提出孕期适宜增重推荐值，建议以美国医学研究所（IOM）2009 年推荐的妇女孕期体重增长适宜范围和速度作为监测和控制孕期体重的参考。

孕期适宜体重增长值及增长速度

孕前 BMI（千克／米²）	总增重范围（千克）	孕中晚期增重速度（千克／周）
低体重（<18.5）	12.5~18	0.51（0.44~0.58）
正常体重（18.5~24.9）	11.5~16	0.42（0.35~0.50）
超重（25.0~29.9）	7~11.5	0.28（0.23~0.33）
肥胖（≥30）	5~9	0.22（0.17~0.27）

注：双胎孕妇孕期总增重推荐值：孕前体重正常者为 16.7~24.3 千克，孕前超重者为 13.9~22.5 千克，孕前肥胖者为 11.3~18.9 千克。参考来源：IOM2009。

量血压

量血压的目的是判断孕妈妈是否患有妊娠期高血压。护士会在每次产检时用血压计测量并记录你的血压。

· 正常血压范围

90 毫米汞柱 ≤ 收缩压 <140 毫米汞柱，60 毫米汞柱 ≤ 舒张压 <90 毫米汞柱。

· 量血压注意事项

测血压前应保持放松，最好先休息15 分钟，平静后再测量。一次血压偏高不能说明什么，可能是紧张，也可能是在医院楼上楼下跑得匆忙了点，休息10~15 分钟后再测量，数值会更准确。

· 解读血压值

不要过于担心一次的高数值

每个人的日常血压值有差异，对一位孕妈妈比较正常的数据，可能对另一位孕妈妈来说就不正常。所以，不要跟别人比较测量结果。医院为孕妈妈定期测量血压，就是为了建立一个对你来说正常的基线，这是很重要的。因为一次偶然的高值可能证明不了什么，也许你只是压力过大或来医院的路上走得太急。如果医生或护士怀疑你的血压升高了，会让你休息10~15 分钟再测一次，以便确认。

连续几次测量血压不正常，需要重点关注

当你的血压值高于你的正常水平，并且连续几次居高不下时，就会引起医生的关注。

如果你的血压开始升高了，那你的尿常规检查结果对于接下来的诊断至关重要。如果你的尿液中没有出现蛋白质，被诊断为妊娠期高血压的概率很高；如果你的尿液中有蛋白质，你可能处于子痫前期的早期阶段，就需要更频繁地做产前检查了。

预防血压升高的方法

① 注意休息：正常的作息、足够的睡眠、保持心情愉快，这对预防妊娠期高血压有着重要作用。

② 注意血压和体重变化：平时注意血压和体重的变化。可每日测量血压并做记录，如有不正常情况，应及时就医。

③ 均衡营养：不要吃太咸、太油腻的食物；孕期补充钙和维生素，多吃新鲜蔬菜和水果，适量进食香蕉、柑橘等富含钾的食物。

④ 坚持体育锻炼：散步、打太极拳、练孕妇瑜伽等可改善心肺功能，促进新陈代谢。

血常规

贫血是孕期比较常见的问题，孕妈妈可以通过血常规化验单和铁营养状况的检查来知悉自己是否贫血或缺铁。

· 血常规检验报告解读

白细胞（WBC）

参考范围为（3.50~9.50）×10⁹/升，白细胞是免疫系统的重要成员，当机体受到感染或异物入侵时，血液中的白细胞数量会升高。但孕妈妈的白细胞会有生理性（正常）升高。若有发热、皮疹等不适症状，白细胞会明显增高，要考虑感染的可能性。

中性粒细胞百分比（NEUT%）

参考范围为50.0%~75.0%，超出此范围说明有感染的可能。

血红蛋白（HGB）

参考范围为110~150克/升，低于110克/升说明贫血。贫血可以引起早产、低体重儿等问题。

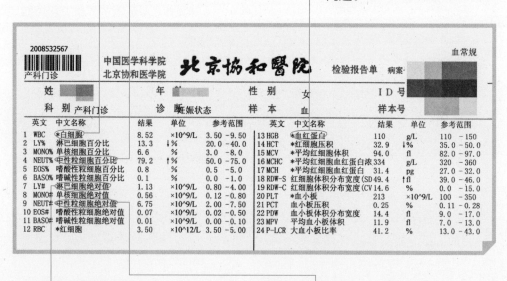

淋巴细胞绝对值（LY#）

正常值为（0.80~4.00）×10⁹/升，超出此范围说明有感染的可能。

中性粒细胞绝对值（NEUT#）

参考范围为（2.00~7.50）×10⁹/升，超出此范围说明有感染的可能。

血细胞比容（HCT）

旧称红细胞压积，参考范围为 35.0%～50.0%，如高于 50.0%，就意味着血液浓缩，要请医生排除妊娠并发症。

2008532567

产科门诊

中国医学科学院
北京协和医学院

北京协和醫院

检验报告单　病案

血常规

| 姓 | 　 | 年 | 　 | 性 别 | 女 | ID号 | |
| 科 别 | 产科门诊 | 诊 断妊娠状态 | 样 本 | 血 | | 样本号 | |

英文	中文名称	结果	单位	参考范围	英文	中文名称	结果	单位	参考范围
1	WBC	*白细胞	8.52	×10^9/L	3.50 - 9.50	13 HGB	*血红蛋白	110	g/L	110 - 150
2	LY%	淋巴细胞百分比	13.3	↓%	20.0 - 40.0	14 HCT	*红细胞压积	32.9	↓%	35.0 - 50.0
3	MONO%	单核细胞百分比	6.6	%	3.0 - 8.0	15 MCV	*平均红细胞体积	94.0	fl	82.0 - 97.0
4	NEUT%	中性粒细胞百分比	79.2	↑%	50.0 - 75.0	16 MCHC	平均红细胞血红蛋白浓	334	g/L	320 - 360
5	EOS%	嗜酸性粒细胞百分比	0.8	%	0.5 - 5.0	17 MCH	*平均红细胞血红蛋白	31.4	pg	27.0 - 32.0
6	BASO%	嗜碱性粒细胞百分比	0.1	%	0.0 - 1.0	18 RDW-S	红细胞体积分布宽度(SD	49.4	↑fl	39.0 - 46.0
7	LY#	淋巴细胞绝对值	1.13	×10^9/L	0.80 - 4.00	19 RDW-C	红细胞体积分布宽度(CV	14.6	%	0.0 - 15.0
8	MONO#	单核细胞绝对值	0.56	×10^9/L	0.12 - 0.80	20 PLT	*血小板	213	×10^9/L	100 - 350
9	NEUT#	中性粒细胞绝对值	6.75	×10^9/L	2.00 - 7.50	21 PCT	血小板压积	0.25	%	0.11 - 0.28
10	EOS#	嗜酸性粒细胞绝对值	0.07	×10^9/L	0.02 - 0.50	22 PDW	血小板体积分布宽度	14.4	fl	9.0 - 17.0
11	BASO#	嗜碱性粒细胞绝对值	0.01	×10^9/L	0.00 - 0.10	23 MPV	平均血小板体积	11.9	fl	7.0 - 13.0
12	RBC	*红细胞	3.50	×10^12/L	3.50 - 5.00	24 P-LCR	大血小板比率	41.2	%	13.0 - 43.0

红细胞（RBC）

参考范围为（3.50～5.00）×10¹²/升，为单位体积血液中红细胞的数量，低于正常范围代表血液系统出现了问题。

血小板（PLT）

参考范围为（100～350）×10⁹/升，低于 100×10⁹/升，说明凝血功能出现了问题。

 马医生贴心话

重点关注红细胞、白细胞、血红蛋白

红细胞低于 3.5×10¹²/升，血红蛋白低于 110 克/升，或血细胞比容低于 35%，提示有贫血的可能，应及时就医。当白细胞总数明显升高且中性粒细胞百分比高时，意味着体内有细菌感染的可能。当白细胞总数明显升高，且淋巴细胞百分比高时，则有病毒感染的可能。

尿常规

尿常规主要是看酮体和尿蛋白是否正常，及是否有隐血，以排除妊娠期高血压、妊娠期糖尿病、肾脏疾病等。

• 尿常规检验报告解读

比重（SG）

正常参考值为 1.005~1.030，大于 1.030 表示尿液浓缩，小于 1.005 表示尿液稀释。这个项目可以评估孕妈妈体内水分的代谢，并协助肾脏疾病的诊断。

	英文	中文名称	结果	单位	参考范围
1	SG	比重	1.025		1.005 - 1.030
2	PH	酸碱度	6.0		5.0 - 8.0
3	WBC	白细胞(中性粒细胞酯酶)	NEG	Cells/μl	<15
4	NIT	亚硝酸盐	NEG		NEG
5	PRO	蛋白(白蛋白)	NEG	g/L	NEG
6	GLU	葡萄糖	NEG	mmol/L	NEG
7	KET	酮体	NEG	mmol/L	NEG
8	UBG	尿胆原	3.2	μmol/L	3 - 16
9	BIL	胆红素	SMALL	μmol/L	NEG
10	BLD	红细胞(潜血)	NEG	Cells/μl	<25

中国医学科学院 北京协和医学院 **北京协和医院** 检验报告单 病案号 尿常规

产科门诊　姓名　年龄　性别　女　ID号

科别 产科门诊　诊断 妊娠状态　样本 尿　样本号

2007704902

蛋白（白蛋白）（PRO）

正常结果为阴性（NEG，即 negative 的缩写，大多数情况下表示检查结果正常）。如果显示 TRACE，为微量，多为白带污染、尿浓缩，可以多喝水、清洁外阴后留取中段尿重新检查。

酮体（KET）

正常结果为阴性（NEG）。如果结果为阳性，提示孕妈妈可能患有妊娠期糖尿病或因剧烈呕吐出现消化吸收障碍等。

有潜血，别担心

有的孕妈妈在做尿常规检查时，会有不同程度的潜血（BLD结果呈现1+、2+或3+），此时应注意多吃蔬菜和水果以补充维生素，注意外阴卫生、多喝水，过一周再复查，一般结果会好很多。

2007704902		中国医学科学院 北京协和医学院	北京协和醫院	检验报告单 病案号			尿常规
产科门诊							

姓 名		年 龄		性 别	女	ID号	
科 别 产科门诊		诊 断 妊娠状态		样 本	尿	样本号	

	英文	中文名称	结果	单位	参考范围
1	SG	比重	1.025		1.005 - 1.030
2	PH	酸碱度	6.0		5.0 - 8.0
3	WBC	白细胞(中性粒细胞酯酶)	NEG	Cells/μl	<15
4	NIT	亚硝酸盐	NEG		NEG
5	PRO	蛋白(白蛋白)	NEG	g/L	NEG
6	GLU	葡萄糖	NEG	mmol/L	NEG
7	KET	酮体	NEG	mmol/L	NEG
8	UBG	尿胆原	3.2	μmol/L	3 - 16
9	BIL	胆红素	SMALL	μmol/L	NEG
10	BLD	红细胞(潜血)	NEG	Cells/μl	<25

尿胆原（UBG）

正常结果为3~16微摩尔/升（μmol/L）。尿胆原增高多见于肝细胞性黄疸、溶血疾病，尿胆原降低多见于阻塞性黄疸。

红细胞（潜血）（BLD）

正常结果为阴性（NEG，大多数情况下表示检查结果正常）。如果显示阳性，提示有患泌尿系统疾病的可能。

TORCH 检查

TORCH 检查是用来检测孕妈妈是否感染弓形虫、风疹病毒、巨细胞病毒、单纯疱疹病毒等，如果孕期有发热、皮疹等症状且家有宠物者需要做该项检查。

· TORCH 检验报告解读

弓形体 IgM 抗体（toxo-IgM）
正常结果为阴性。先天性弓形虫病的预后比较差，因此，一旦发现阳性，需要进一步检查。

北京协和醫院

妇科内分泌门诊

■ 岁

妇科内分泌门诊　　　　月经失调

	英文名称	检验项目	测定结果	参考范围
1.	toxo-IgG	弓形体IgG抗体	阴性(-) 0.14	阴性
2.	RV-IgG	风疹病毒IgG抗体	阳性(+) 2.79	双份血无阳转
3.	CMV-IgG	巨细胞病毒IgG抗体	阳性(+) 2.23	双份血无阳转
4.	HSV-1-IgG	单纯疱疹病毒1型IgG	阳性(+) 5.04	双份血无阳转
5.	HSV-2-IgG	单纯疱疹病毒2型IgG	阴性(-) 0.04	双份血无阳转
6.	toxo-IgM	弓形体IgM抗体	阴性(-) 0.13	阴性
7.	RV-IgM	风疹病毒IgM抗体	阴性(-) 0.10	阴性
8.	CMV-IgM	巨细胞病毒IgM抗体	阴性(-) 0.10	阴性
9.	HSV-1-IgM	单纯疱疹病毒1型IgM	阴性(-) 0.21	阴性
10.	HSV-2-IgM	单纯疱疹病毒2型IgM	阴性(-) 0.18	阴性

TORCH

 马医生贴心话

教你看懂化验单上的加号（+）

在化验单上，不是一看到有加号（+），就认为会造成胎宝宝的宫内感染。IgG抗体阳性，仅仅说明既往感染过这种病毒，或许对这种病毒有了免疫力；IgG抗体阴性，说明孕妈妈也许没有感染过这种病原体，对其缺乏免疫力，应该接种疫苗，待产生免疫抗体后再怀孕。接种过一些病毒疫苗的女性，会出现IgG抗体阳性，如接种过风疹疫苗的女性会出现风疹病毒IgG抗体阳性，接种过乙肝疫苗的女性会出现乙肝表面抗体阳性。因此，要分清哪个是保护性抗体，哪个是非保护性抗体。

风疹病毒 IgM 抗体（RV-IgM）

正常结果为阴性。如检测结果为阳性，说明孕妇可能感染了风疹病毒，需要及时到医院接受进一步检查。

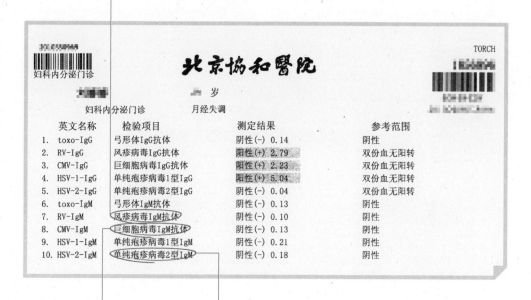

北京協和醫院

■ 岁

妇科内分泌门诊　　　月经失调

英文名称	检验项目	测定结果	参考范围
1. toxo-IgG	弓形体IgG抗体	阴性(-) 0.14	阴性
2. RV-IgG	风疹病毒IgG抗体	阳性(+) 2.79	双份血无阳转
3. CMV-IgG	巨细胞病毒IgG抗体	阳性(+) 2.23	双份血无阳转
4. HSV-1-IgG	单纯疱疹病毒1型IgG	阳性(+) 5.04	双份血无阳转
5. HSV-2-IgG	单纯疱疹病毒2型IgG	阴性(-) 0.04	双份血无阳转
6. toxo-IgM	弓形体IgM抗体	阴性(-) 0.13	阴性
7. RV-IgM	风疹病毒IgM抗体	阴性(-) 0.10	阴性
8. CMV-IgM	巨细胞病毒IgM抗体	阴性(-) 0.13	阴性
9. HSV-1-IgM	单纯疱疹病毒1型IgM	阴性(-) 0.21	阴性
10. HSV-2-IgM	单纯疱疹病毒2型IgM	阴性(-) 0.18	阴性

TORCH

巨细胞病毒 IgM 抗体（CMV-IgM）

正常结果为阴性。若为阳性，提示孕妇可能感染了巨细胞病毒，需根据医生的建议决定是否终止妊娠。

单纯疱疹病毒抗体 2 型 IgM（HSV-2-IgM）

正常结果为阴性。如发现有感染的迹象或检查呈阳性，应去条件较好的医院对胎儿进行检测。与此同时，对可能受感染的胎儿进行严密观察，若发现问题，应在医生的指导下终止妊娠。

其他传染病检查

乙肝、丙肝、梅毒、艾滋病这些传染病也是孕妈妈的必查项目，孕期及时发现，医生才能提早做好母婴阻断方案。

· 乙肝、丙肝、梅毒、艾滋病检验报告解读

乙型肝炎表面抗原（HBsAg）

正常值为阴性，<0.05。此项结果是检测体内是否存在乙肝病毒。阳性就表明发现敌情——体内已经有病毒了。

乙型肝炎表面抗体（HBsAb）

正常值为阴性，<10.0。此项结果是检测体内是否有保护性抗体。检查结果呈阳性，表明身体对乙肝病毒已经产生免疫力了，是好事。

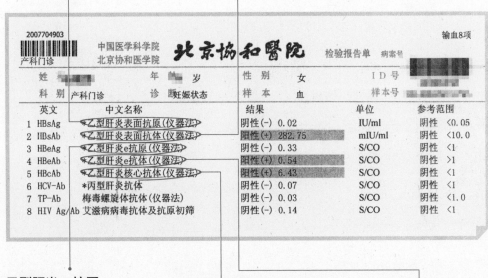

乙型肝炎 e 抗原（HBeAg）

正常值为阴性，<1。此项结果是检测体内的病毒是否复制及是否具有传染性。如呈现阳性，表示病毒正在积极"扩军"、传染性大。

乙型肝炎核心抗体（HBcAb）

正常值为阴性，<1。此项结果是检测体内是否感染过乙肝病毒。如呈现阳性，表示感染的过去式或现在进行时，核心抗体是个永久性的烙印，只要曾经感染过乙肝病毒，就会持续存在。

乙型肝炎 e 抗体（HBeAb）

正常值为阴性，>1。此项结果是检测体内的病毒是否受到抑制。

丙型肝炎抗体

正常值为阴性，<1。此项结果是检测体内是否感染了丙型肝炎病毒。如呈现阳性，表示体内感染过丙型肝炎，但是仅凭此项结果无法判定目前是否具有传染性，需要进一步检查丙肝病毒量。

梅毒螺旋体抗体（仪器法）

正常值为阴性，<1.0。此项结果是检测体内是否感染了梅毒。需要注意的是，有时候检查结果虽然为"阳性"，但有可能为假阳性，需要进一步的检测确诊。

		北京协和醫院	检验报告单 病案号	输血8项

2007704903
产科门诊

中国医学科学院
北京协和医学院

	姓		年	岁	性 别	女	I D 号	
	科 别	产科门诊	诊 断	妊娠状态	样 本	血	样本号	

	英文	中文名称	结果	单位	参考范围
1	HBsAg	*乙型肝炎表面抗原(仪器法)	阴性(−) 0.02	IU/ml	阴性 <0.05
2	HBsAb	*乙型肝炎表面抗体(仪器法)	阳性(+) 282.75	mIU/ml	阴性 <10.0
3	HBeAg	*乙型肝炎e抗原(仪器法)	阴性(−) 0.33	S/CO	阴性 <1
4	HBeAb	*乙型肝炎e抗体(仪器法)	阳性(+) 0.54	S/CO	阴性 >1
5	HBcAb	*乙型肝炎核心抗体(仪器法)	阳性(+) 6.43	S/CO	阴性 <1
6	HCV-Ab	丙型肝炎抗体	阴性(−) 0.07	S/CO	阴性 <1
7	TP-Ab	梅毒螺旋体抗体(仪器法)	阴性(−) 0.03	S/CO	阴性 <1.0
8	HIV Ag/Ab	艾滋病病毒抗体及抗原初筛	阴性(−) 0.14	S/CO	阴性 <1

艾滋病病毒抗体及抗原初筛

正常值为阴性，<1。此项结果是检测体内是否感染了艾滋病病毒。如呈现阳性，表示体内可能已经有了病毒，但需要有确诊资质的确证实验室进行确证试验，才可判断为艾滋病感染。

马医生贴心话

结果有异常，需检测病毒量

如果检查发现患乙型肝炎或丙型肝炎，要进一步检测乙型肝炎病毒 DNA（脱氧核糖核酸）、丙型肝炎病毒 RNA（核糖核酸）。DNA 或 RNA 定量检测能够判断乙型肝炎病毒或丙型肝炎病毒在体内的复制状态及是否具有传染性。如果能在早期发现急性肝炎病毒感染，及时治疗，对孕妈妈和胎儿是非常有益的。

心电图

心电图是排除妊娠合并心脏病的常用检查方法，也是判断心脏能否承受生产压力的主要依据，因此每次产检都会检查心电图。

·心电图检查报告解读

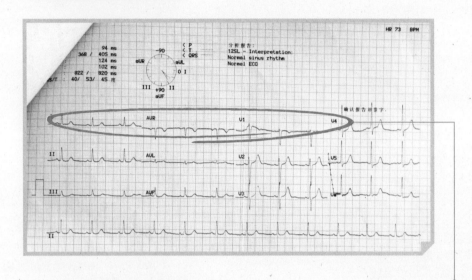

·心电图检查的注意事项

1 做心电图不需要空腹，以免出现低血糖或心跳加速，从而影响心电图的结果。

2 检查前最好先休息一会儿，不要匆匆忙忙的，等自己平静下来再检查。

3 检查过程中，不要紧张，也不要说话，否则容易产生干扰，影响心电图的结果。

4 做心电图时，最好穿一些容易穿脱的衣服，特别是在冬季。

5 身上如果有手表、手机，最好先取下来，以免对心电图机产生干扰。

6 妊娠合并心脏病患者做心电图时，最好带上前一次的心电图报告，让医生作为参考。

在每个心动周期中，起搏点、心房、心室相继兴奋，伴随着生物电的变化，通过心电描记器从体表引出的电活动变化的图形就是心电图，它能反映心脏兴奋的发生、传导及恢复过程中的生物电变化。

血型检验

血型检验主要是检测 ABO 血型和 RhD 血型。一方面为了判断是否有母儿血型不合的可能，提前预防新生儿溶血；另一方面为治疗孕产期出血性疾病做好准备，可以提前准备好孕妈妈同血型的血，便于抢救时节约时间。

血型检验报告解读

ABO 血型

根据红细胞表面是否有 A、B 抗原分为 A 型、B 型、AB 型、O 型，其中 O 型血的人比较常见，被称为"万能供血者"，AB 型血的人则是"万能受血者"。

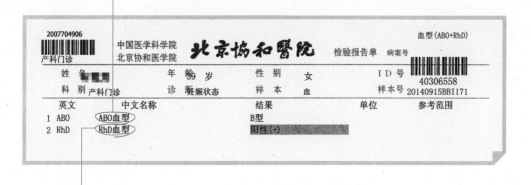

RhD 血型

凡是人体血液红细胞上有 Rh 抗原者，为 Rh 阳性，反之为阴性。这样就使 A、B、O、AB 四种主要血型分别被划分为 Rh 阳性和 Rh 阴性两种。

马医生贴心话

测血型很重要

ABO 血型不合的发生率高，但症状一般较轻，妊娠期无须特殊处理。Rh 血型不合较少见，而且很少发生在第一胎，但病情重、病程长，容易引起胎儿水肿、贫血、心衰等。若孕妈妈为 Rh 阴性，准爸爸为 Rh 阳性，就可能需要注射抗 D 免疫球蛋白来预防胎儿或新生儿溶血病。

甲状腺功能检查

怀孕会使已有的甲状腺疾病加重，也会增加甲状腺疾病发生的风险，而未控制的甲状腺疾病会影响宝宝的神经和智力发育。由于甲状腺疾病早期没有明显的症状，所以即使孕前没有甲状腺疾病，孕期也没有出现甲状腺功能异常的症状，还是应该做甲状腺功能检查。

·甲状腺功能检验报告解读

妊娠期甲状腺功能检查主要是抽取静脉血化验甲功五项，检查结果重点关注促甲状腺激素（TSH）、血清游离甲状腺素（FT4）。重点排查常见甲状腺疾病：甲亢、甲减、亚临床甲亢、亚临床甲减。

妊娠期甲功异常	促甲状腺激素（TSH）	血清游离甲状腺素（FT4）
临床甲减	↑↑	↓
亚临床甲减	↑（<10）	正常
低T4血症	正常	↓
临床甲亢	↓↓	↑↑
亚临床甲亢	↓	正常

			2015418543						甲功2+甲功3

中国医学科学院
北京协和医学院 **北京协和醫院** 检验报告单   病案号：

产科门诊

姓名： ▨▨▨	年龄：43 岁	性别：女	ID号： ▨▨▨
科别：产科门诊	诊断：妊娠状态	样本：血	样本号： ▨▨▨

	英文	中文名称	结果		单位	参考范围
1	FT3	游离三碘甲状腺原氨酸	3.36		pg/ml	1.80-4.10
2	FT4	游离甲状腺素	1.260		ng/dl	0.81-1.89
3	T3	三碘甲状腺原氨酸	1.390		ng/ml	0.66-1.92
4	T4	甲状腺素	8.50		μg/dl	4.30-12.50
5	TSH3	促甲状腺激素	0.293	↓	μIU/ml	0.38-4.34
6	A-Tg	甲状腺球蛋白抗体	<10.00		IU/ml	<115
7	A-TPO	甲状腺过氧化物酶抗体	6.38		IU/ml	<34

NT 检查

NT 是指胎儿颈后部皮下组织内透明液体的厚度（颈项透明层）。NT 检查是产前筛查胎儿染色体异常的有效方法之一，能够作为判断胎儿是否为唐氏儿的重要依据，孕 11～13^{+6} 周是检查的最佳时间。

· NT 检查报告解读

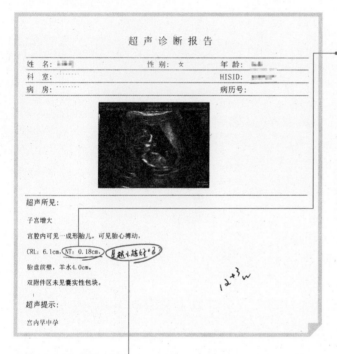

超声诊断报告

姓　名：　　　　　　性　别： 女　　年　龄：
科　室：　　　　　　　　　　　HISID：
病　房：　　　　　　　　　　　病历号：

超声所见：

子宫增大

宫腔内可见一成形胎儿，可见胎心搏动。

CRL: 6.1cm, NT: 0.18cm, 是越小越好吗

胎盘前壁，羊水4.0cm。

双附件区未见囊实性包块。

12^{+3}W

超声提示：

宫内早中孕

NT 值

NT 检查是孕早期的排畸检查。NT 值是指颈项透明层厚度，用于评估胎儿患唐氏综合征的风险，就是早期唐筛。一般来说，只要 NT 的数值低于 3 毫米，都表示胎儿正常，无须担心。而高于 3 毫米，则要考虑唐氏综合征、特纳综合征等的可能。那么就需要做绒毛活检或者羊膜腔穿刺，以进一步排查畸形。

NT 值并不是越小越好

NT 值只要在参考范围内，不高于或过于接近临界值，都是正常的。

妈妈经验谈

做 NT 检查不需要憋尿

做这个 NT 检查是不需要憋尿的，孕妈妈肚子里已经有羊水了，能看清宝宝了。其实，做 NT 检查前孕妈妈不需要什么特别的准备，可以放心地吃早餐、饮水。我是在 12^{+3} 周做的，NT 结果显示 0.18 厘米，在正常范围之内。好开心，肚子里的小宝宝顺利闯过一关！

可能出现的问题及应对

孕期感冒

孕妈妈得了感冒，该怎么缓解呢？

· 应对策略

对策一：多喝水

热水、果汁、热汤都是不错的选择，可以补充发热过程中丢失的水分。

对策二：充分休息

避免劳累与压力，保证充足的睡眠。

对策三：调节房间的温度和湿度

保持房间温度（24℃~26℃）、湿度（50%）适宜。如果空气相对干燥，可以使用加湿器，能帮助缓解鼻塞和咳嗽。加湿器要保持清洁，以防滋生细菌和真菌。

对策四：使用生理盐水滴鼻液

生理盐水滴鼻液可以缓解鼻塞。这种滴鼻液可以在药店买到，它们是安全、有效、无刺激性的。缓解鼻塞，还可以在保温杯内倒入42℃左右的热水，将口、鼻部贴近茶杯口，不断吸入蒸汽，每天3次。

对策五：滋润嗓子

每天多喝几次温淡盐水或温柠檬水可以有效滋润嗓子，缓解咳嗽。

对策六：使用对乙酰氨基酚缓解发热和全身疼痛

体温大于38.5℃时，在医生指导下对症使用对乙酰氨基酚。对孕妇来说，对乙酰氨基酚是副作用相对较少的解热镇痛药。

 马医生贴心话

吃了感冒药，不要太惊慌

首先要明确的是，吃药不一定会造成胎儿畸形，因为胎儿到底会不会受影响，与感冒药的成分、剂量、服用时间等有关系，可咨询医生。如果服药剂量小、时间短、药性温和，可先跟踪胎儿的发育情况，再决定是否继续妊娠。不能因"莫须有"的罪名而随意终止妊娠。

职场孕妈妈可能遇到的问题

职场孕妈妈在公司可能会遇到身体、心理、饮食三方面的问题。

·身体方面：在工位上久坐

对策：孕妈妈每隔1小时站起来活动一下，如上厕所、喝水等。如果工作繁忙离不开身，那就频繁地调整一下坐姿，尽量让腰部活动起来，适当活动脚部。另外，孕妈妈坐着时还可以做脚腕运动，每工作1小时活动5分钟，这些都能有效缓解身体不适。

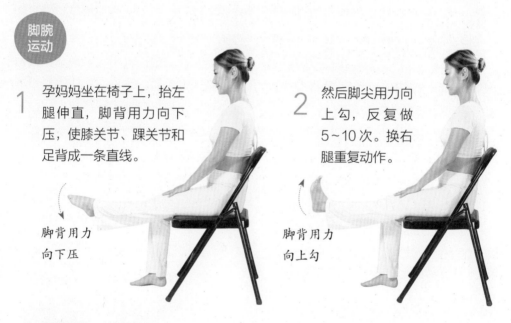

脚腕运动

1 孕妈妈坐在椅子上，抬左腿伸直，脚背用力向下压，使膝关节、踝关节和足背成一条直线。

脚背用力
向下压

2 然后脚尖用力向上勾，反复做5~10次。换右腿重复动作。

脚背用力
向上勾

·心理方面：压力大

对策：让同事知道你怀孕的事，不要以为告诉同事自己怀孕了，会被质疑自己的工作能力，放松心情，完成能力范围以内的工作。如果孕妈妈工作压力过大，应该向公司领导申请到一些相对比较轻松的岗位。

·饮食方面：吃不健康外卖

对策：可以选择跟同事拼餐，满足饮食多样化。也可以自带午餐或者选择菜品丰富的自助餐。

营养管理

总的原则

1 饮食的种类要丰富；控制饭量，重质、重营养均衡。

2 主食中适当增加全谷物和杂豆类食物（如玉米、燕麦、红豆等）的摄入，可以预防孕期便秘，还能预防体重增长过快。全谷物和杂豆类食物的摄入量可以占全天主食总量的 1/4~1/3。

3 控制水果摄入量，每天最好吃几种不同的水果，总量在 200~350 克。

4 吃东西时尽可能细嚼慢咽，促进消化。

5 避免食物过敏，不要吃曾经引起过敏的食物以及从未吃过的食物。

需重点补充的营养

钙和维生素D：有助于胎宝宝骨骼发育。

脂肪：胎宝宝生长迅速，需要补充脂肪。

维生素B$_{12}$：促进红细胞的发育，预防贫血。

蛋白质：胎宝宝脑细胞发育、肌肉组织增长都需要大量的蛋白质。

流产食物到底靠不靠谱

关于一些食物导致流产的说法目前很盛行，一部分来自中医的"活血化瘀"理论，另一部分理论基础则来源不明，更像是民间说法，甚至有一点儿"以讹传讹"。目前关于此类说法，无论是前者还是后者，均没有严谨的科学证据来证实。另外，在无此说法的国家和民族，并未发现因为吃某种食物而使流产率增高的现象。但出于尊重饮食风俗和习惯的考虑，孕妈妈可以根据个人意愿，自行避免此类食物的摄入。

薏米	促使子宫收缩，诱发流产
山楂	可能会使子宫收缩，导致流产
甲鱼	性寒，可活血散瘀，孕早期最好不吃
螃蟹	性寒凉，有活血化瘀的功效，食用过多可能会引起流产
桂圆（龙眼）	性温，易加重孕妈妈阴虚内热而致胎热，出现先兆流产症状
马齿苋	性寒凉而滑利，对子宫有兴奋作用，容易造成流产

为两个人吃饭 ≠ 吃两个人的饭

胎宝宝主要通过胎盘从母体吸收养分，因此孕妈妈的营养直接影响胎宝宝的发育情况，注重饮食营养意义重大，可以说是"一人吃两人补"。但这里的为两个人吃饭不等于吃两个人的饭，孕期饮食要重质、重营养均衡，而不是一味加量。

远离容易导致胎儿畸形的食物

· 可能含有弓形虫的食物

在怀孕早期，如果急性感染弓形虫会给胎儿造成不利影响。所以，食用所有肉类时，都必须烹饪熟透，吃生鱼片或者涮火锅时没有煮熟的牛羊肉，都可能感染弓形虫。

· 被有害物质污染的食物

孕妈妈如果过多食用被污染的食物，有害物质就会在体内蓄积，经血液循环进入胎盘导致胎儿中毒，从而引起流产、畸胎、死胎等情况。例如，被重金属污染的海鱼、被镉污染的大米、被农药污染的果蔬等，都属于此类。

· 放置时间过久可能霉变的食物

放置时间过长的食物，有的从外表看不出腐坏，但是对身体是有害的。例如，超过保质期的面包、发黄的蔬菜，尤其是发芽的土豆和花生，发芽的土豆中龙葵素含量高，久存变质的花生则可能含黄曲霉毒素，这些都可能导致胎儿神经发育缺陷。所以，孕妈妈不宜吃久存霉变的食物。

 马医生贴心话

水果的糖分高，要控制好摄入量

很多孕妈妈认为孕期大量吃水果可以让胎宝宝皮肤好，其实水果不能过量食用，因为水果中糖分含量较多，进食过多容易引起肥胖和妊娠期糖尿病。一般来说，每天最好吃几种不同的水果，总量控制在200～350克，并且最好当加餐吃。如果在此基础上多吃了水果，就要相应减少主食的摄入量，以维持每日摄入的总热量不变，以免引起肥胖。

运动管理

这个时期的运动原则

1 不进行任何伤害到腹部的运动，如腹部着地、腹部挤压等。

2 注意随时调整运动强度，以胎儿和自我健康安全为前提。

合适的项目

·扩胸运动

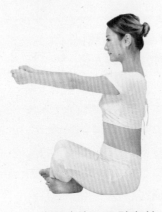 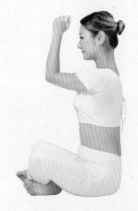 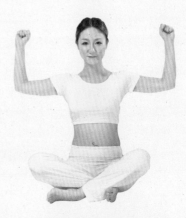

1 盘腿坐姿，双臂向前平伸，与肩同高。

2 两前臂向上弯曲呈90度，双手握拳，合并放于眼前。

3 吸气，做扩胸运动，保持前臂弯曲状态，慢慢展开成180度，保持2~3秒。

4 呼气，慢慢恢复到步骤2的姿势。

注意事项： 做这套动作时，也可双手握拳朝下，双臂伸直与肩齐，然后整条胳膊向外扩展。另外，要注意尽量避免长时间憋气行为，以免对胎宝宝不利。

推荐食谱

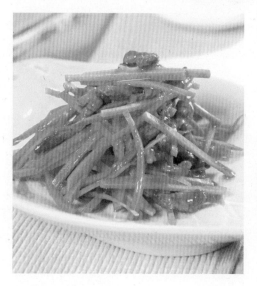

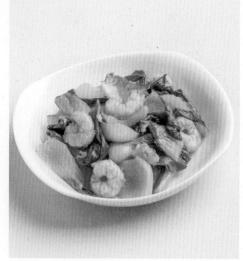

胡萝卜牛肉丝

材料　胡萝卜100克，牛肉200克。

调料　酱油、淀粉、料酒、葱段各10克，姜末5克，盐4克，植物油适量。

做法

1　牛肉洗净，切成丝，用葱段、姜末、淀粉、料酒和酱油调味，腌渍10分钟。

2　胡萝卜洗净，切成细丝。

3　锅内倒油烧热，放入牛肉丝迅速翻炒，倒入胡萝卜丝，炒熟，加盐调味即可。

推荐理由

胡萝卜富含各种维生素，牛肉含有丰富的蛋白质和钙、铁等矿物质，这道菜营养丰富，适合孕妈妈食用。

虾仁油菜

材料　油菜300克，虾仁80克。

调料　蒜末5克，盐3克，料酒、香油、植物油各适量。

做法

1　油菜洗净，焯烫，控干，切长段；虾仁洗净，挑去虾线，加料酒腌渍5分钟。

2　油锅烧热，爆香蒜末，倒入虾仁炒至变色，放油菜段翻炒，加盐、香油炒熟即可。

推荐理由

这道菜含有优质蛋白质、维生素、纤维素和钙、磷等矿物质，为孕妈妈提供营养的同时还能避免增重过快。

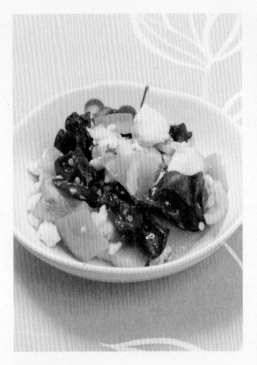

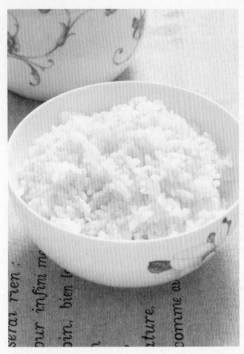

清炒鱼片

材料 净鲢鱼肉300克，水发木耳20
克，青椒片30克，鸡蛋清1个。

调料 葱丝、姜丝、蒜片、白糖各5克，
料酒10克，盐4克，淀粉、植物
油各适量。

做法

1 鲢鱼肉洗净切片，用鸡蛋清、姜丝、
料酒、淀粉和少许盐腌渍20分钟，放
沸水锅中焯熟；水发木耳洗净，焯水。

2 锅内倒油烧热，爆香葱丝、蒜片，倒
入鱼片，加盐、白糖翻炒，倒入木耳
和青椒片，炒熟即可。

推荐理由 ———

鲢鱼肉可补中益气、消水肿，有改善孕
妈妈水肿的功效；木耳富含铁，有改善
孕妈妈缺铁性贫血的功效。

二米饭

材料 小米40克，大米75克。

做法

1 将小米、大米淘洗干净。

2 将大米和小米放入电饭煲，加入适量
的水，蒸熟即可。

推荐理由 ———

小米具有滋阴养血的功效，可以帮助孕
妈妈恢复体力。另外，小米中色氨酸的
含量很高，色氨酸能够促进催眠物质的
产生，有安眠功效。大米可健脾和胃，
补中益气。大米小米蒸成二米饭可以给
孕妈妈补充能量。

第5章

孕4月
（孕13～16周）

进入舒服的孕中期，做好唐筛

胎宝宝的变化

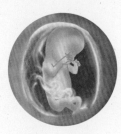

第13周

本周胎宝宝的脖子完全成形了，可以支撑头部进行运动了，眼睛正转向头的正面，耳朵向正常位置移动，生殖器官也在继续生长。虽然他的耳朵还没有完全发育成熟，但能够通过皮肤震动感受器来"听"声音。如果孕妈妈轻轻触摸腹部，胎宝宝会产生轻微的蠕动反应。

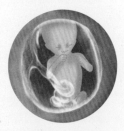

第14周

本周胎宝宝的膀胱里已经有了尿液。手指、手掌、手腕、双腿、双膝和脚趾已经能弯曲和伸展了，能抓握，还可能会吸吮手指。此外，因为大脑的刺激，面部肌肉也开始得到锻炼，能够斜眼、皱眉和扮鬼脸了。

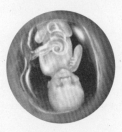

第15周

本周胎宝宝的胎体继续快速发育，胎头与胎体的长度之比越来越小。胎宝宝开始有味觉，双眼仍紧闭，但能感受到光线的照射。

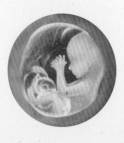

第16周

本周末，胎儿身长约16厘米，体重约110克，可确认胎儿性别。胎宝宝的胳膊和腿发育完成，关节也开始慢慢活动，已经开始长头发了。另外，在本周，出现能使羊水进出呼吸道的呼吸运动，胎宝宝的胃肠功能基本建立，可以吞咽羊水，吸收水分、氨基酸、葡萄糖等营养物质。胎宝宝的皮肤呈深红色，还没有皮下脂肪。

孕妈妈的身体变化

1 孕 12 周后，子宫增大主要因宫腔内压力增加所致，增大的子宫会逐渐超过盆腔，在耻骨联合上方可以触及。

2 孕 12～13 周，胎盘基本形成，羊水增加，胎儿可在子宫内自由活动。

3 大部分孕妈妈的孕吐情况有所改善，食欲好转。

4 受激素的影响，孕妈妈体内容易蓄积脂肪，所以孕妈妈要重视体重管理了。

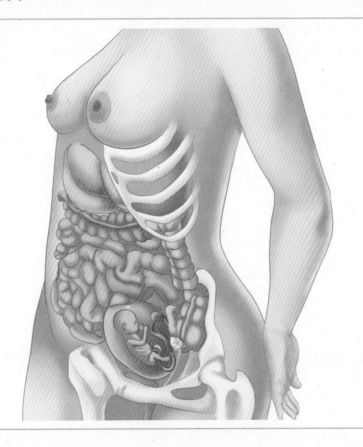

第3节

需要做的检查

产检项目一览表

检查项目	检查目的
唐氏筛查（一般安排在 15~20 周进行）	通过筛查来判断胎儿患唐氏综合征、神经管畸形的风险
羊膜腔穿刺术（针对高风险人群）	诊断胎儿的染色体和基因疾病
无创产前检测（针对高风险人群）	筛查胎儿的染色体异常
体重检查	超标或过低都不好
血压检查	是否患有妊娠期高血压或妊娠期低血压
尿常规	了解泌尿系统情况
血常规	检查有无贫血、感染等情况
多普勒听胎心音	了解胎宝宝心跳情况
测量宫高、腹围	了解胎宝宝生长情况

唐氏筛查

唐氏综合征是一种染色体异常导致的疾病，会造成患儿身体多种畸形，运动、语言等能力发育迟缓，智力严重障碍，多数伴有各种复杂的疾病，如心脏病、甲状腺疾病、弱视、弱听等，且生活不能自理。因此，应在孕期进行唐氏筛查。

孕妈妈在15~20周可抽血做唐氏综合征筛查，并结合NT筛查的结果一起看。

唐氏筛查一般是抽取孕妈妈2毫升的血液，检测血清中甲胎蛋白（AFP）、人绒毛膜促性腺激素（hCG）、游离雌三醇（uE3）的浓度，结合孕妈妈的年龄、体重、采血时的孕周等，计算出"唐氏儿"的危险系数。

· 唐氏筛查流程图

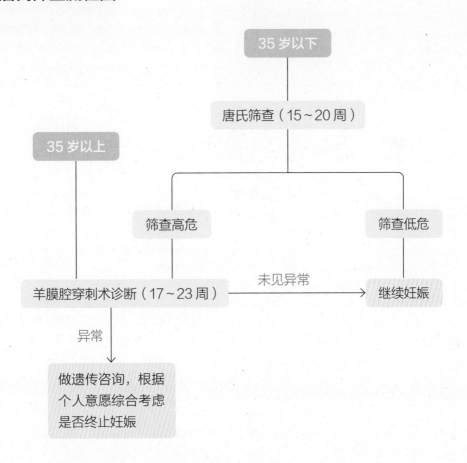

唐氏筛查报告解读

AFP

甲胎蛋白是卵黄囊及胎儿肝脏合成的一种特殊蛋白，如果胎宝宝是无脑儿或患有脊柱裂，孕妈妈血中 AFP 含量会超出正常值。这种物质在怀孕第 6 周就出现了，随着胎龄增长，孕妈妈血中的 AFP 含量越来越高。胎宝宝出生后，妈妈血中的 AFP 含量会逐渐下降至孕前水平。

hCG

反映人绒毛膜促性腺激素的水平，医生会将这些数据连同孕妈妈的年龄、体重及孕周等，通过计算得出胎宝宝患唐氏综合征的风险。

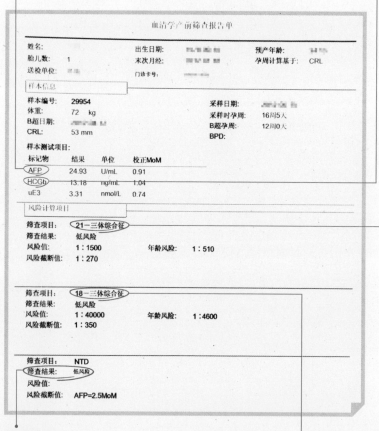

血清学产前筛查报告单

姓名：
胎儿数：　1
送检单位：
出生日期：
末次月经：
门诊卡号：
预产年龄：
孕周计算基于：　CRL

样本信息

样本编号：　29954
体重：　72　kg
B超日期：
CRL：　53 mm
采样日期：
采样时孕周：　16周5天
B超孕周：　12周0天
BPD：

样本测试项目

标记物	结果	单位	校正MoM
AFP	24.93	U/mL	0.91
HCGb	13.18	ng/mL	1.04
uE3	3.31	nmol/L	0.74

风险计算项目

筛查项目：　21-三体综合征
筛查结果：　低风险
风险值：　1∶1500　　年龄风险：　1∶510
风险截断值：　1∶270

筛查项目：　18-三体综合征
筛查结果：　低风险
风险值：　1∶40000　　年龄风险：　1∶4600
风险截断值：　1∶350

筛查项目：　NTD
筛查结果：　低风险
风险值：
风险截断值：　AFP=2.5MoM

21- 三体综合征

风险截断值为 1∶270。此报告单的孕妈妈此项检查结果为 1∶1500，远低于风险截断值，表明患唐氏综合征的概率很低。

18- 三体综合征

风险截断值为 1∶350。此报告单的孕妈妈此项检查结果为 1∶40000，远低于风险截断值，表明患 18- 三体综合征的概率很低。

筛查结果

"低风险"表明胎儿有神经管缺陷的概率很低。即使结果出现了高风险，孕妈妈也不必惊慌，因为高风险人群中也不是都会生出唐氏患儿，还需要进行羊水细胞染色体核型分析确诊。

羊膜腔穿刺术

唐氏筛查结果为高危及高龄的孕妈妈（35岁以上）需做羊膜腔穿刺术。施行羊膜腔穿刺的时间，原则上是以孕17～23周为宜，主要是检查胎儿的染色体是否异常，而一些基因疾病也能通过羊膜腔穿刺术得到诊断，如地中海贫血、血友病等。

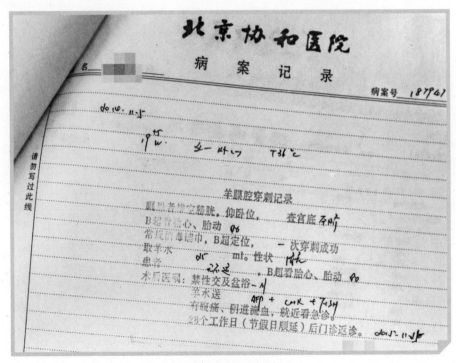

羊膜腔穿刺术检查单

羊膜腔穿刺术是怎么做的

羊膜腔穿刺术是在B超的引导下，将一根细长针通过孕妈妈的肚皮和子宫壁进入羊膜腔，抽取羊水进行检验。羊水中会有胎儿脱落的细胞，通过对这些细胞的分析，可以确认胎儿的染色体或基因是否有问题。

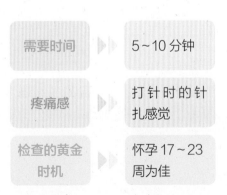

需要时间	▶▶	5~10分钟
疼痛感	▶▶	打针时的针扎感觉
检查的黄金时机	▶▶	怀孕17~23周为佳

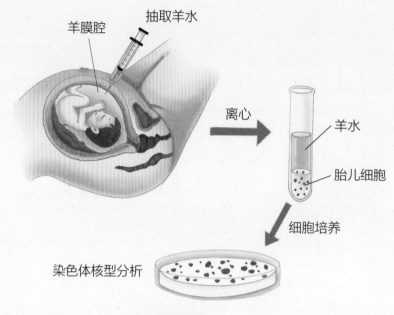

羊膜腔　　　抽取羊水

离心

羊水

胎儿细胞

细胞培养

染色体核型分析

羊膜腔穿刺术

·羊膜腔穿刺术前术后的注意事项

1 术前3天禁止同房；术前1天请沐浴；术前10分钟请排空尿。

2 术后至少休息半小时，无不适症状再离开医院。

3 术后24小时内不能沐浴，多注意休息，可以休息1周，避免重体力运动，但不要绝对卧床休息；术后半个月禁止同房。

4 进针的地方可能会有一点点痛，也有人可能会有一点阴道出血或分泌物增加。不过，只要稍微休息几天，症状就会消失，不需要服用任何药物。术后3天里如有腹痛、腹胀、阴道流水、阴道流血、发热等症状，请速到医院妇产科就诊。

马医生贴心话

做羊膜腔穿刺的风险

　　羊膜腔穿刺虽然是侵入性检查，但穿刺过程由B超引导，一般不会对胎儿造成伤害，导致流产和宫内感染的风险很小。怀孕4个月时，羊水量至少会有400毫升，而羊水穿刺时只抽走20毫升左右，之后胎儿又会再生成羊水，所以影响非常小。

无创产前检测

无创产前检测是通过采集 10 毫升孕妈妈外周血，从血液中提取游离 DNA（包含孕妈妈 DNA 和胎宝宝 DNA），来分析胎宝宝的染色体情况，比羊膜腔穿刺安全。目前适用于有先兆流产、胎盘前置、羊水过少、乙肝病毒感染等不宜进行有创产前诊断情况或者拒绝进行有创产前诊断的孕妈妈们。

·无创产前检测流程图

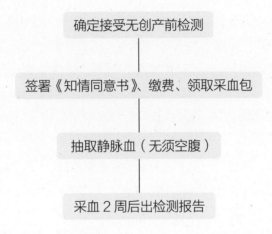

确定接受无创产前检测

签署《知情同意书》、缴费、领取采血包

抽取静脉血（无须空腹）

采血 2 周后出检测报告

·做无创产前检测，你需要知道的

1 抽取孕妈妈静脉血就可以检测胎儿是否患有 3 种最常见的染色体疾病（21-三体、18-三体、13-三体），不能查 21、18、13 号这三种染色体之外的其他染色体异常。

2 体重过重、双胎、通过辅助生殖技术怀孕、1 年内输过血、本身存在染色体异常或有基因病家族史的孕妇慎用该项检测，检测结果的准确性可能会受影响。

3 无创产前检测不能取代羊膜腔穿刺，如果无创产前检测的结果有问题，还是需要通过羊膜腔穿刺来确诊。

第4节

可能出现的问题及应对

孕妈妈体重增长偏慢 / 偏快怎么办

· 体重增长偏慢

对策：孕妈妈若体重不达标，各类营养素都要适当均衡地增加摄入量。如果孕妈妈食量较小，可以减少一些蔬果的摄入，用富含碳水化合物和蛋白质的食物补充。另外，要增加一些零食，坚果和牛奶都是不错的选择，还可以喝些孕妇奶粉。实在吃不下饭的孕妈妈，需要遵医嘱补充复合维生素、矿物质等。需要注意的是，体重不达标的孕妈妈千万不要靠吃甜食来增重。

· 体重增长偏快

对策：体重超标的孕妈妈要考虑减少碳水化合物的摄入，用蔬菜和水果来补充。为预防碳水化合物摄入过量，孕妈妈可以在进餐时先进食蔬果，将碳水化合物含量丰富的谷类等食物放到后面。此外，不要吃太多的甜食。但是，体重超标的孕妈妈千万不能用节食的方法控制体重，否则对孕妈妈和胎宝宝的健康都不利。

唐氏筛查高危

对策：唐氏筛查是根据母血指标来推测胎儿情况，母血中的生化指标会受很多因素的干扰，这些因素使得唐氏筛查的结果不可能很精确。

高危并不一定就会生出唐氏儿，同样，中度风险和低风险的孕妇也不一定就不会生出唐氏儿。但从筛查数据看，大多数唐氏儿是在唐氏筛查判定为高风险的孕妇中诊断出来的。如果唐筛结果诊断为高危，孕妇还需要做羊膜腔穿刺或无创产前检测，以进一步确认胎儿是否为唐氏儿。

一旦确诊为唐氏儿，就需要根据家庭意愿终止妊娠。孕妈妈要尽早走出悲伤情绪，调整心态，养好身体，为下一次怀孕做好准备。

第5节
营养管理

总的原则

1 均衡饮食，适当增加热量，控制体重。

2 避免吃太多甜食，多吃富含膳食纤维的食物，少吃零食。

3 注意补碘，孕妈妈每天宜摄入230微克碘。

4 少盐多菜，适当增加蛋白质摄入。

需重点补充的营养

锌： 生殖器官迅速发育，需要较多的锌。

钙、磷、维生素D： 促进胎儿骨骼的发育。

蛋白质： 子宫和乳房不断增大，补充蛋白质有助于肌肉组织的增长。

维生素C、维生素E： 增加皮肤弹性，预防妊娠纹。

膳食纤维： 有助于稳定血糖，缓解孕期便秘。

补钙

· 孕早期每天摄入 800 毫克的钙

孕早期，胎宝宝需要的营养比较少，孕妈妈每天需要的钙量与孕前相同，都是 800 毫克，只要孕妈妈均衡饮食，基本能满足钙的需求。

· 孕中期每天摄入 1000 毫克的钙

孕中期是胎宝宝快速发育期，孕妈妈要适当增加钙的摄入，建议每天保证摄入 1000 毫克即可。每天喝 500 毫升牛奶就能获得 540 毫克的钙，剩余的 460 毫克可以通过摄入蛋类、肉类、豆制品等补充。

 马医生贴心话

富含钙的食物

孕妈妈从食物中获得钙，以乳类及乳制品为好，虽然乳类的含钙量不是最高的，但是其吸收率是最好的。另外，水产品中的虾皮、海带等含钙量也较高，坚果、豆类及豆制品、绿叶蔬菜中含钙也较多，它们都是补钙的良好来源。

· 孕晚期每天摄入 1000 毫克的钙

孕晚期胎宝宝对钙需求量进一步增大，每天至少要摄入 1000 毫克。需要每天能够喝足 500 毫升的牛奶或酸奶，再吃些含钙丰富的食物，如虾皮、芝麻、排骨等。同时，孕妈妈还可以补充一些维生素 D，来促进钙质吸收。

多吃富含锌的食物

锌是胎宝宝生长发育的必需物质，孕妈妈缺锌会导致早孕反应加重；也会导致宫内胎宝宝发育迟缓，出现早产儿、低体重儿；还有可能导致产程延长、流产；严重的还会增高胎宝宝畸形率，出现中枢神经系统畸形等情况。因此，孕妈妈要多吃富含锌的食物。

· 不同阶段锌的每日推荐摄入量

孕 1~3 月	孕 4~7 月	孕 8~10 月
9.5 毫克	9.5 毫克	9.5 毫克

· 哪些食物富含锌

对于大多数孕妈妈来说，通过饮食补锌即可。经常吃些牡蛎、动物肝脏、瘦肉、蛋类、鱼类等食物，以及核桃、瓜子等含锌较多的坚果类零食，都能起到较好的补锌作用。

一般来说，动物性食物中锌的吸收率高，植物性食物中由于受植酸、木质素和膳食纤维等因素的影响，锌的吸收率较低。

常见食物中的锌含量
（每100克可食用部分）

食物	锌含量（毫克）
扇贝	11.69
牡蛎	9.39
酱牛肉	7.12
奶酪	6.97
炒葵花子	5.91
猪肝	5.78
牛肉	4.73
腰果	4.30
豆腐皮	3.81
黄豆	3.34

少吃盐

吃盐多会加重水肿症状。正常人每天的食盐建议摄入量是6克内，孕妈妈可以在此基础上降低到5克内，而对于孕前就有高血压的孕妈妈来说，更要减少食盐用量。减少吃盐不仅要控制饮食中的烹调用盐，还应留意一些食物中的隐形盐。比如，酱油、腐乳、豆瓣酱、腌菜、咸鸭蛋、鸡精等调味品里的盐分含量高。

每天摄入 70 克蛋白质

根据中国营养学会的推荐，蛋白质应占到每日摄入总热量的10%~15%，孕妇应适当增加。孕中期蛋白质每日需要量要达到70克。当然，由于身高体重的差异，每位孕妈妈的蛋白质需求量并不完全相同。

一般来说，孕中期每天比孕前增加2份动物蛋白、1份植物蛋白，即可满足蛋白质需要。

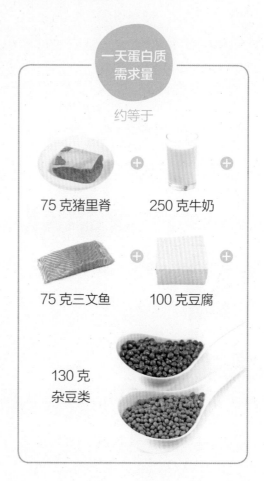

一天蛋白质
需求量

约等于

75 克猪里脊 + 250 克牛奶 +

75 克三文鱼 + 100 克豆腐 +

130 克
杂豆类

运动管理

这个时期的运动原则

1 随着胎宝宝的长大，他在子宫里更加稳定了。此时，孕妈妈如果没有不舒服的表现，可以适当增加运动量。

2 不要在太热或太冷的环境下进行运动，很容易导致孕妇感冒，进而影响胎儿发育。

合适的项目

·手臂上抬伸展

1 取坐姿，双手在身体前十指交叉，手掌外翻，手臂向前伸展与肩同高。

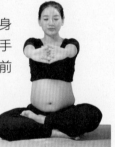

2 吸气，手臂向头顶伸展，掌心朝向屋顶，拉伸躯干，保持3个呼吸回合，然后呼气，放松还原。

注意事项： 手臂向前伸展时肩部下沉，体会肩膀远离耳朵。手臂向头顶伸展时，手臂尽量向耳后靠拢。

·下颌画圈

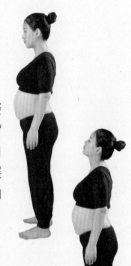

1 孕妈妈取坐姿或站姿，肩背挺直，双手自然下垂，伸展颈椎，两眼向前平视。

2 下颌向前探出，以下颌为基点，按顺时针方向转圈，转出时吸气，转回时呼气，共转5~10圈。

注意事项： 做这套动作时，孕妈妈也可以直接按上、下、左、右的顺序来扭动脖子。

推荐食谱

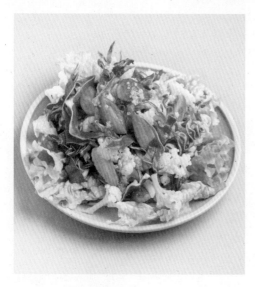

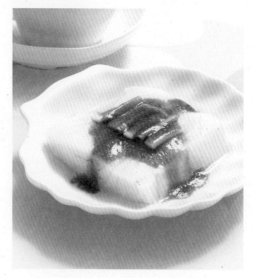

蔬菜花园沙拉

材料 菜花、生菜、紫甘蓝各 100 克，
圣女果、草莓各 50 克，藜麦 5 克，
青柠檬 20 克。

做法

1 菜花洗净，掰小朵，入开水中煮熟，
捞出沥干；生菜洗净，撕片；紫甘蓝
洗净，切丝；圣女果、草莓洗净，切
成小块；藜麦洗净，煮熟。

2 将生菜片铺在盘上，菜花、紫甘蓝、
圣女果、草莓按喜欢的方式摆在盘中，
撒上藜麦，挤上青柠汁即可。

推荐理由 ————

这道菜含有较多的维生素 C，能帮助抗
氧化，减少妊娠纹。

清蒸鳕鱼

材料 鳕鱼块 500 克。

调料 葱段、盐、料酒、酱油、水淀粉、
植物油各适量。

做法

1 鳕鱼块洗净，加盐、料酒腌渍 20 分钟。

2 取盘，放入鳕鱼块，送入烧沸的蒸锅
蒸 5~8 分钟，倒出蒸鳕鱼的汤备用。

3 锅置火上，倒入适量油烧至七成热，
加酱油、葱段炒出香味，淋入蒸鳕鱼
的原汤，用水淀粉勾芡，淋在鳕鱼块
上即可。

推荐理由 ————

鳕鱼是低脂高蛋白的食物，孕妈妈可适
当多蒸食，有利于胎宝宝的大脑发育。

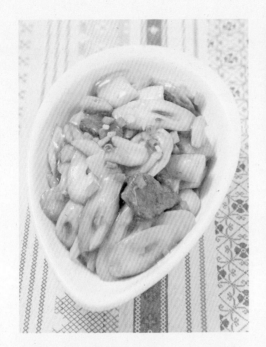

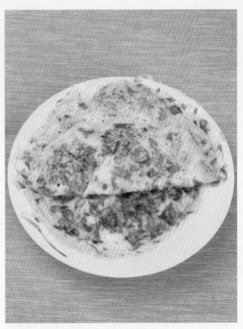

牛肉炒鸡腿菇

材料 鸡腿菇200克，牛肉100克。

调料 葱花、姜末、白糖各5克，酱油、料酒、香油、淀粉、水淀粉、盐、植物油各适量。

做法

1 鸡腿菇洗净，切片；牛肉洗净，切片，用淀粉、料酒、酱油腌渍10分钟。

2 锅内倒入油，烧至五成热，下姜末爆香，倒入牛肉片滑散至变色。

3 放鸡腿菇片，加入酱油、白糖、盐翻炒至熟，用水淀粉勾芡，撒葱花，点香油即可。

推荐理由 ————————

牛肉和鸡腿菇都是维生素 B₂ 的好来源，同时还能提供优质蛋白质和膳食纤维等，可以提高孕妈妈抵抗力，促进胎宝宝的生长发育。

香煎紫菜饼

材料 面粉100克，鸡蛋2个，紫菜适量。

调料 盐少许，葱花、植物油各适量。

做法

1 紫菜撕碎；面粉放碗中，磕入2个鸡蛋，放入盐、紫菜和葱花，加少许清水调成糊。

2 锅中放少许底油，倒入面糊，慢慢晃动锅体使其成一个圆形饼状，两面煎至色泽金黄即可。

推荐理由 ————————

紫菜含碘量很高，鸡蛋含有丰富的蛋白质和卵磷脂，可以帮助孕妈妈避免碘缺乏，促进胎儿的生长发育。

第6章

孕5月
（孕17～20周）

感觉到胎动了，
预防妊娠纹

胎宝宝的变化

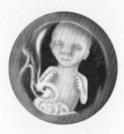

第17周

本周胎宝宝的软骨开始硬化为骨骼。听觉器官发育得很好，开始能听见妈妈的心跳声。对妈妈肚子外面的声音也有一定的感知。

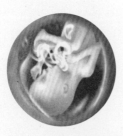

第18周

本周胎宝宝的神经系统进一步发育，他的动作越来越灵活，运动量也明显增加，有的孕妈妈能感受到胎动了。

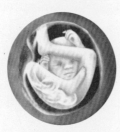

第19周

本周胎宝宝的肾脏已经能够制造尿液，头皮上的头发也在迅速生长。本周是胎宝宝感官发育的关键时期，大脑开始划分出嗅觉、味觉、听觉、视觉和触觉的专门区域，并迅速发育着。此时是进行感官胎教的最佳时期。

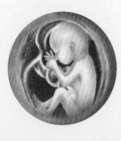

第20周

本周末，胎宝宝的身长约 25 厘米，体重约 320 克。皮肤暗红，出现了胎脂，全身覆盖着毳毛，可以看到少许头发。开始出现吞咽动作，还有了排尿的功能。

孕妈妈的身体变化

1　子宫有成人头部大小，子宫底在脐下 1~2 横指。

2　怀孕进入稳定期。胎盘发育完成，宝宝能够通过脐带从妈妈身体获得
　　营养和氧气。

3　妈妈的肚子开始显现，乳房变大。

4　体重会以每个月增加 2 千克的速度增长。

5　有的妈妈在 17 周左右就能感受到胎动了。

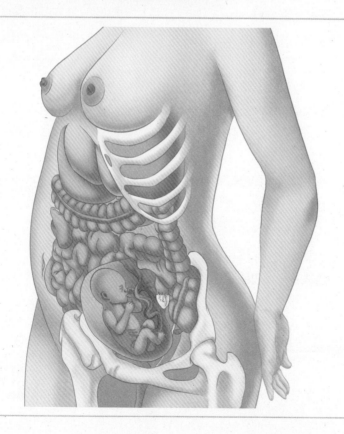

可能出现的问题及应对

失眠

睡眠不足可能会增加孕妈妈患妊娠期糖尿病的风险，也容易使孕妈妈血压升高，进而危害孕妈妈和胎宝宝的健康。

· 应对策略

对策一：睡眠氛围要好

选择家中安静的房间作为卧室，布置得温馨点，将灯光调得暗一些，挂上厚厚的窗帘隔绝噪声。

对策二：适当增加生活内容

适当增加生活内容，如听听音乐或进行放松训练来调节情绪。

对策三：睡眠时间要规律

尽量每晚在同一时间入睡，早晨在同一时间起床，养成有规律的睡眠习惯，可以提高睡眠质量。

对策四：睡前来杯牛奶助眠

睡前喝杯温热的牛奶或者一小碗小米粥可改善睡眠，因为奶制品和小米中含有色氨酸——一种有助于睡眠的物质。

腰痛

随着腹部的增大，很多孕妈妈有腰背疼痛的情况。

· 应对策略

对策一：多休息，姿势正确

如果腰背疼痛得厉害，最好多休息。走路的时候不要挺着肚子，因为挺着肚子对腰椎的压力会增大；坐的时候背后靠个靠垫；睡觉时尽量选择左侧卧位。

对策二：做舒展运动

1.取站姿，双腿分开略比肩宽，吸气，双臂上举。呼气，上半身向前弯曲。

2.保持背部挺直，脖子稍稍上抬，双眼凝视前方，保持3个呼吸回合，然后慢慢恢复站姿。

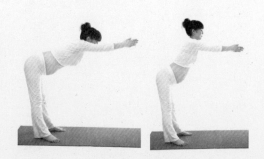

腿抽筋

孕妈妈在怀孕期间，体重会慢慢增加，双腿的负重也随之增加，腿部的肌肉经常处于疲劳的状态，容易引起抽筋。此外，缺钙也会诱发孕妈妈腿抽筋。

· 应对策略

对策一：保持镇定，按摩肌肉

一旦发生小腿抽筋现象，应尽量保持镇定，及时抓住可依附的东西，往前走两步，放松肌肉，或坐到椅子上，用同侧的手臂轻轻按揉小腿。还可以将足趾用力向头侧或用力向足跟下蹬，也能缓解抽筋症状。

对策二：不要过度疲劳，不穿高跟鞋

走路时间太长或站过久会使腿部肌肉过度疲劳，穿高跟鞋会使腿部肌肉紧张，都要避免。

对策三：饮食调养

日常生活中，孕妈妈可以多摄入一些含钙和维生素 D 丰富的食品。另外，孕中晚期要增加钙的摄入量，至少每天摄入 1000 毫克钙。

对策四：注意保暖

晚上睡觉要注意保暖，避免夜里室温较低时，因被子过薄或者脚露在外面导致小腿肌肉受凉而引起腿抽筋。

妊娠纹

妊娠纹通常是怀孕 4 个月之后逐渐出现的，会在产后变浅，有的甚至和皮肤颜色相近，但很难彻底消失，所以最好在孕中期就开始提前预防。

· 应对策略

对策一：体重不要长太快

孕中晚期每个月体重增长不要超过 2 千克，不要在某一个时期暴增，使皮肤在短时间内承受太大压力，从而出现过多的妊娠纹。

对策二：合理补充维生素 C

维生素 C 能促进皮肤的新陈代谢，淡化妊娠纹，因此孕妈妈可以多吃富含维生素 C 的食物，如猕猴桃、鲜枣、橘子、番茄、青椒等。

对策三：适当使用防妊娠纹霜

孕妈妈可适度地使用防妊娠纹霜，并轻轻地按摩腹部皮肤，可预防纤维断裂，从而减少妊娠纹的产生。

对策四：用专业的托腹带

专业的托腹带能有效支撑腹部重力，减轻腹部皮肤的过度延展拉伸，从而减少腹部妊娠纹。

孕期脱发

由于体内激素的影响、精神压力等原因，孕妈妈会出现脱发现象。

· 应对策略

对策一：注意头发的护理

在孕期，要保持头皮清洁，选用适合自己发质的洗发水，注意护发素不要涂抹在头皮上，并要冲洗干净。

对策二：用指腹按摩头皮

洗头时，避免用力抓扯头发，应用指腹轻轻地按摩头皮，可促进头发生长。

对策三：定期做营养发膜

如果孕期脱发严重，孕妈妈可以每2~3天使用一次营养发膜，或者直接用鸡蛋清涂在洗过的头发上，按摩后洗净。

对策四：按摩百会穴

百会穴位于头顶部两耳尖连线的中点处，孕妈妈可以用拇指按头顶，用中指揉百会穴，其他手指辅助，顺时针转36圈，有息风醒脑、升阳固脱的作用，可改善脱发。

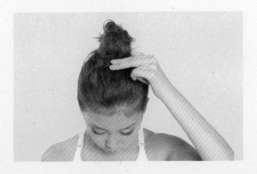

孕期抑郁

怀孕后体内激素水平发生了很大变化，孕妈妈的身体状态和日常生活也发生了改变，这些变化都会使孕妈妈更易焦虑和抑郁。

· 应对策略

对策一：放松心情

尽量放松自己，多做一些平时感兴趣的事，如看书、看电影、听音乐等。

对策二：向他人倾诉

可以将自己的烦恼告诉丈夫。另外，也可以跟其他家人或者好朋友倾诉。也可以找几个孕周相近的朋友，一起分享怀孕过程中的不安和担忧，将自己的情绪释放出来。

对策三：及时就医

如果孕妈妈发现自己有下列3种或3种以上症状，而且持续2周以上，那么很有可能是孕期抑郁，应及时与家人沟通，向医生咨询。

☆ 没有原因的想哭
☆ 感觉对身边事漠不关心，
注意力下降
☆ 睡眠质量差；暴食或厌食
☆ 疲劳、缺乏安全感
☆ 焦虑、内疚
☆ 喜怒无常

第4节

营养管理

总的原则

1 增加优质蛋白质的摄入，可以选择牛奶、鸡蛋、豆腐、瘦肉等。

2 控制脂肪摄入量，避免食用肥肉、鸡皮、鸭皮等。

3 适量吃些坚果跟海鱼，增加不饱和脂肪酸的摄入。

4 增加维生素 A 或 β- 胡萝卜素的摄入，促进胎儿视力发育。

需重点补充的营养

钙、蛋白质： 胎宝宝这个阶段生长迅速，也是骨骼发育关键期，需补充足量钙和蛋白质。

B 族维生素、维生素 A： 这个阶段胎宝宝听力形成，视网膜开始形成，补充 B 族维生素、维生素 A 有利于宝宝正常发育。

维生素 C、膳食纤维： 缓解孕期牙龈出血、便秘等问题。

叶酸、铁： 预防孕妈妈出现贫血。

补维生素 C

• 维生素 C 的每日推荐摄入量

孕 1~3 月	100 毫克
孕 4~7 月	115 毫克
孕 8~10 月	115 毫克

• 多吃富含维生素 C 的新鲜蔬果

孕期补充维生素 C，能增加皮肤弹性，预防并减少妊娠纹。维生素 C 主要存在于新鲜的水果和蔬菜里，含量比较丰富的有鲜枣、柑橘类、草莓、猕猴桃、青椒、番茄、菠菜、菜花等。选择的蔬果越新鲜越好，而且要洗完再切，最好是生吃，或减少加热时间。加热烹调、太阳直照、浸水等，都会让蔬果中的维生素 C 大幅度减少。

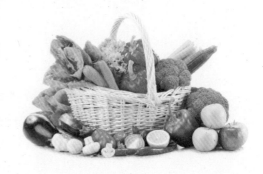

补 DHA

DHA 是多不饱和脂肪酸，是构成胎宝宝神经细胞和视网膜的重要物质，能促进胎宝宝大脑发育。从孕期 18 周开始直到产后 3 个月，是胎宝宝大脑发育的重要时期，持续补充适量的 DHA，有利于宝宝的大脑发育。

· DHA 的三大来源

鱼类

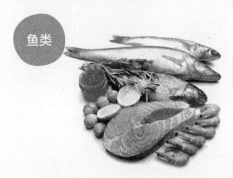

干果类

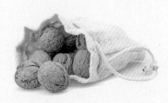

如核桃、杏仁、花生、芝麻等，这些食物中含有 α-亚麻酸，它可在人体内转化成 DHA，孕妈妈可以适当食用。

鱼类中含有优质蛋白质，以及 DHA、EPA、卵磷脂等，有益于胎宝宝的大脑发育。武昌鱼、草鱼、鲤鱼等河鱼，以及三文鱼、沙丁鱼、金枪鱼、秋刀鱼、鳗鱼、鳕鱼等深海鱼类都是很好的选择。孕妈妈应每天摄入鱼类 40~75 克。孕妈妈吃鱼以清蒸最好，可避免油腻，也可炖汤，但要少放调料，清淡为好。

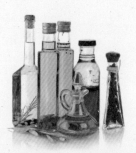
烹调油

亚麻籽油、核桃油、紫苏籽油等，含有较高的 α-亚麻酸，在体内可以转化为 DHA。

 马医生贴心话

遵医嘱服用鱼肝油

鱼肝油能补充孕妈妈所需的维生素 A 和维生素 D，可以在医生指导下适量补充鱼肝油。最好选择以未被重金属污染的深海鱼为原料提炼而成的鱼肝油。

补铁

铁的每日推荐摄入量

孕1~3月	20毫克
孕4~7月	24毫克
孕8~10月	29毫克

铁在孕期的重要作用

铁能够参与血红蛋白的形成，促进造血，还参与氧的运输和热量代谢。孕妈妈整个孕期对铁的需求量都比较大，如果铁的摄入量不足，孕妈妈可能会发生缺铁性贫血。胎宝宝的发育也会受到影响，不仅会影响其智力发育，还容易发生早产和胎儿低出生体重等。

缺铁的孕妈妈会感到疲惫、虚弱和眩晕

孕妈妈如果贫血严重，就会出现心跳加快、疲乏无力、食欲减退、情绪低落等症状，还会增高妊娠期高血压的发病率，甚至引起分娩时宫缩不良、产后出血、失血性休克等。

如何判断是否贫血

贫血是孕期最常见的问题，孕妈妈可以通过血常规化验单和铁营养状态检查来知悉自己是否贫血或缺铁。另外，疲劳是贫血最常见的症状，贫血严重者有面色苍白、乏力、心悸、头晕、呼吸困难、抵抗力下降、怕冷等表现。

血清铁蛋白及血红蛋白检查是检验孕妈妈是否贫血的最敏感的指标。世界卫生组织认为，妊娠期血红蛋白浓度<110克/升时，可诊断为贫血。2014版《妊娠期铁缺乏和缺铁性贫血诊治指南》规定，贫血患者血清铁蛋白浓度<20微克/升可考虑缺铁性贫血。

食补首选动物性食物

血红素铁更容易被人体吸收，因此补铁可以动物性食物（动物血、牛肉、羊肉、动物肝脏等）为主，植物性食物（桂圆、桑葚、绿色蔬菜、木耳、黑芝麻等）为辅。

 马医生贴心话

服用铁剂要注意什么

1. 为减轻铁剂对胃肠道的刺激，最好在饭后服用。

2. 用水送服，吃完铁剂后可吃些富含维生素C的水果，如橙子、草莓、苹果等。

3. 钙会干扰铁的吸收，含钙高的食物如奶及奶制品，会降低铁的吸收率，不要和铁剂同时吃，要间隔1~2小时。

运动管理

这个时期的运动原则

1 随着腹部的增大，很多孕妈妈有背部和肩部疼痛的情况。孕妈妈可以通过简单的运动，如舒展运动、游泳等来缓解。

2 别整天待在家里，可以每天适当做些户外运动。做户外运动时要穿上合脚舒适的鞋子。

3 保持良好的姿势，站立时骨盆稍后倾，抬起上半身，肩稍向后落下。此外，还要避免长时间站立。

合适的项目

·猫伸展式

孕妈妈的小腿及脚背紧贴垫子，十指张开撑地，指尖向前，手臂、大腿挺直与地面成直角。然后双臂慢慢向前伸直、平行着地，臀部向上撅起，跪趴在垫子上休息。

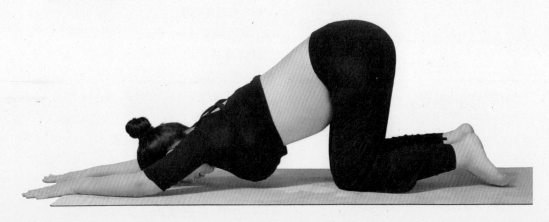

第6节
推荐食谱

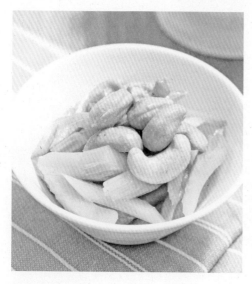

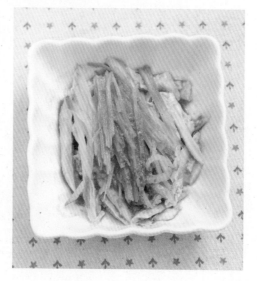

西芹腰果

材料 西芹 250 克，腰果 40 克。

调料 盐 2 克，葱花、姜丝各 5 克，植物油适量。

做法

1. 油锅烧至四成热，放入腰果，炒至微微变黄，捞出、沥油、凉凉后备用；西芹择洗干净，切段。

2. 油锅烧至六成热，放入葱花、姜丝，炒出香味后捞出，快速放入西芹段、腰果、盐，略微翻炒，快速出锅装盘。

推荐理由 ————————

腰果富含蛋白质和不饱和脂肪酸，搭配上富含膳食纤维的西芹，可以帮助孕妈妈缓解便秘的困扰。

麻酱鸡丝

材料 鸡腿 300 克，胡萝卜、黄瓜各 30 克。

调料 芝麻酱 20 克，醋 10 克，生抽、香油、蒜末、白糖、盐各适量。

做法

1. 胡萝卜洗净，切丝，焯熟捞出；黄瓜洗净，切丝；芝麻酱用凉白开调开。

2. 将鸡腿洗净，煮 20 分钟后捞出，洗净，撕成丝；将鸡丝、黄瓜丝、胡萝卜丝加醋、生抽、香油、蒜末、白糖、盐、芝麻酱拌匀即可。

推荐理由 ————————

鸡肉富含优质蛋白质，搭配钙含量丰富的芝麻酱和富含维生素的胡萝卜、黄瓜，可以全面补充营养，改善孕妈妈的免疫力。

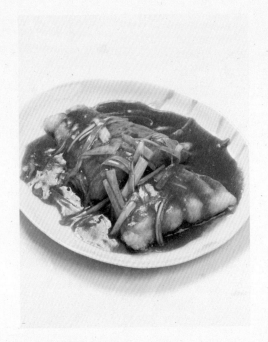

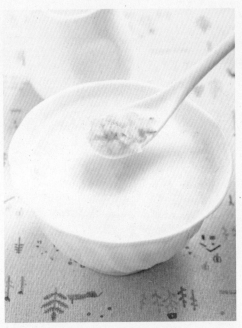

茄汁鲢鱼

材料 净鲢鱼尾1条，番茄酱20克。

调料 姜片、料酒、酱油、醋各10克，葱丝5克，白糖20克，盐2克，淀粉、水淀粉、植物油各适量。

做法

1 鱼尾洗净，剔除尾骨，划几刀，用盐、料酒、姜片腌渍10分钟，裹上淀粉，下油锅中煎至金黄色捞出。

2 锅内留底油烧热，下番茄酱煸炒，加葱丝、酱油、白糖、醋翻炒，倒清水烧开，加水淀粉勾芡，均匀地浇在鱼尾上即可。

推荐理由 ───────

鲢鱼属于淡水鱼，富含脂溶性维生素、DHA，孕妈妈常吃可以促进胎儿大脑发育。

奶香麦片粥

材料 燕麦片100克，大米50克，鲜牛奶1袋（250毫升）。

调料 白糖适量。

做法

1 大米淘洗干净，浸泡30分钟。

2 锅内倒入适量清水，放入大米，大火煮沸后转小火煮约30分钟至粥稠，加入鲜牛奶，以中火煮沸，再加入燕麦片搅拌，熟后用白糖调味即可。

推荐理由 ───────

燕麦片富含维生素 B_2 和膳食纤维，大米补中益气，搭配有安神作用的牛奶，可以缓解孕妈妈的烦躁心情，是一道非常不错的养心安神的粥品。

第 **7** 章

孕 **6** 月
（孕21~24周）

注意补铁补血，
排查畸形

胎宝宝的变化

第 21 周

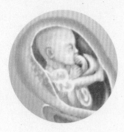

本周胎宝宝的大部分器官完成了构造，可以在羊水中自由自在地活动，不停地吞咽羊水以练习呼吸。胎宝宝听觉功能已经相当完善了，能听到妈妈的说话声、爸爸朗读诗歌的声音，甚至能听到妈妈肠胃的咕噜声。

第 22 周

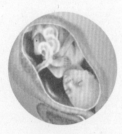

本周胎宝宝大脑皮质负责思维和智慧的部分已经发育起来，大脑皮层面积增大，脑的沟回增多，明显表现出高等智慧生物的智商。对于来自外界的不良刺激，能够快速作出反应，来保护自己不受伤害。

第 23 周

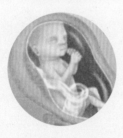

本周胎宝宝的皮下脂肪开始沉积，因量不多皮肤呈皱缩状。胎宝宝的眉毛和睫毛也出现了，小模样越来越清晰了。

第 24 周

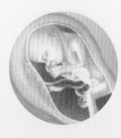

到本周末，胎宝宝的身长约为 30 厘米，体重约为 630 克。胎宝宝舌头上的味蕾已经形成了，细小支气管跟肺泡也已经发育。出生后可有呼吸，但生存力极差。

第 2 节

孕妈妈的身体变化

1   本月子宫底高度在脐上 1 横指。

2   这个月，大部分孕妈妈感觉到了胎动。

3   因为血容量增加了，孕妈妈很容易出现贫血。

4   孕妈妈的肚子隆起得越来越明显了，腰部容易感觉疲劳。

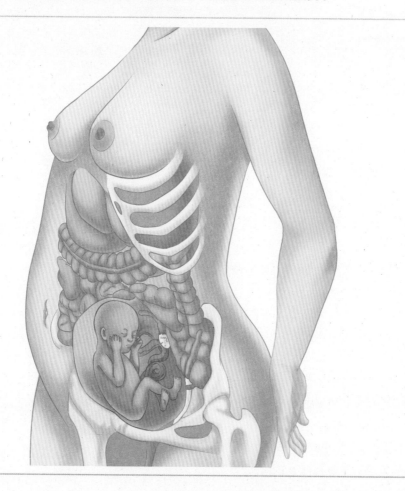

第 3 节

需要做的检查

产检项目一览表

检查项目	检查目的
B 超大排畸	筛查胎儿是否有畸形
体重检查	超标或过低都不好
血压检查	是否患有妊娠期高血压或妊娠期低血压
尿常规	了解泌尿系统情况
血常规	检查有无贫血
多普勒听胎心音	了解胎宝宝心跳情况
测量宫高、腹围	了解胎宝宝生长情况
阴道超声测量	早产高危人群需要做，可通过阴道超声测量宫颈长度、评估宫颈情况

B 超大排畸

B 超大排畸是通过超声检查了解胎宝宝组织器官的发育情况，主要排除先天性心脏病、唇裂、多趾、脊柱裂、无脑儿等先天性畸形。一般在孕 20~24 周做，因为这个时候，胎儿在子宫内的活动空间比较大，方便医生观察各器官的外形。做早了，器官还未发育完全；做晚了，胎宝宝长大了，活动空间变小，医生难以找到合适的观察角度。

·B 超大排畸检查报告解读

双顶径（BPD）

头部左右两侧之间最长部位的长度，又称为"头部大横径"。当无法通过头臀长来确定预产期时，往往通过双顶径来预测；在推定胎儿体重时，往往也需要测量该数据。孕 5 个月后，双顶径基本与怀孕月份相符合，也就是说，妊娠 28 周（7 个月）时双顶径约为 7.0 厘米，孕 32 周（8 个月）时约为 8.0 厘米。足月时胎儿的双顶径一般在 9.3 厘米左右。

北京协和医院

超声诊断报告

姓 名：	性 别： 女	年 龄：
科 室： 产科门诊		HISID：
病 房：········		病历号：

超声所见：

双顶径5.9cm， 头围21.2cm， 腹围19.3cm， 肱骨长4.0cm，

四腔心可见，胎心规律

胃泡、肠胱、双肾可见，脐带腹壁入口未见异常

脊柱强回声排列未见明显异常

双侧上肢肱/尺/桡骨、下肢股/胫/腓骨可见

上唇形态未见明显异常

胎盘前壁及右侧壁，羊水4.8cm，脐动脉S/D: 2.3

超声提示：
宫内中孕

头围

测量的是胎儿环头一周的长度，确认胎儿的发育状况。孕 24 周的胎儿头围为 22±1 厘米，此 B 超单上结果为 21.3 厘米，在正常范围内。

肱骨长

上臂骨的长轴，用于推断孕中晚期的妊娠周数。孕 24 周的胎儿肱骨长为 4.36±0.5 厘米，此 B 超单上结果为 4.0 厘米，在正常范围内。

腹围

也称腹部周长，测量的是胎儿腹部一周的长度。孕 24 周的胎儿腹围为 18.74±2.23 厘米，此 B 超单上结果为 19.3 厘米，在正常范围内。

可能出现的问题及应对

贫血

怀孕期间的女性血容量能增加1450毫升左右，但增加的主要是血浆，能携带、运送氧气的红细胞并不能按照相同的比例增加。血浆增加量甚至达到红细胞增加量的两倍多，也就是说血液被稀释了。

· 通过食物补充铁元素

铁元素是构成红细胞的主要原料，孕妈妈可以通过食物来补充铁元素。在怀孕前以及刚开始怀孕时，就应注意多吃瘦肉及猪血、鸭血等含铁量较高的食物。鸡肝、猪肝等动物肝脏富含矿物质，一周可吃 2 次。

· 多吃高蛋白食物

妊娠中晚期胎儿发育增快，孕妈妈要适当多吃高蛋白食物，比如牛奶、鱼类、蛋类、瘦肉、豆类等，这些食物对预防贫血有良好效果，但要注意荤素结合，以免过食油腻食物伤及脾胃。

· 在医生的指导下服用铁剂

对某些孕妈妈来说，孕期单单从饮食中摄取铁元素，有时还不能满足身体的需要，出现明显缺铁性贫血的孕妈妈，可在医生的指导下服用胃肠刺激性小且易吸收的铁剂。

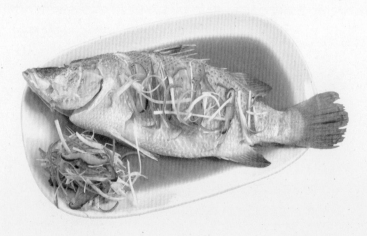

静脉曲张

怀孕后，增大的子宫压迫下腔静脉及其属支，以致下肢和盆腔静脉回流受到影响，进而产生静脉曲张。静脉曲张多发生于小腿，因为受重力影响，本身下肢静脉回流就比较困难，再加上子宫压迫下腔静脉产生的阻力，血液回流就更难了。静脉曲张往往会随着妊娠月份的增加而逐渐加重。

• 应对策略

对策一：控体重

如果体重超标，会增加身体的负担，使静脉曲张更加严重。孕妈妈应将体重控制在正常范围之内，必要时可咨询医生。

对策二：杜绝久站久坐

孕妈妈不能长时间站或坐，也不能总是躺着。在孕中晚期，要减轻工作量，并且避免长时间一个姿势站立或仰卧。坐时两腿避免交叠，以免阻碍血液的回流。

对策三：左侧卧位

休息或者睡觉时，孕妈妈采用左侧卧位更有利于下肢静脉的回流。另外，睡觉时可将毛巾或被子垫在脚下，这样可以方便血液回流，减小腿部压力，缓解静脉曲张的症状。

对策四：穿医用弹力袜

有静脉曲张的孕妈妈可以选择穿医用弹力袜。这种弹性长筒袜可以减轻静脉回流的压力，缓解静脉曲张引起的不适症状，包括下肢疼痛、肿胀、乏力等。在下肢静脉曲张的治疗中，穿医用弹力袜是最方便实用的方法。

对策五：坚持散步

孕妈妈最好每天坚持锻炼，可以在家附近或公园散步，这样有利于全身血液的循环，能有效预防静脉曲张。

 马医生贴心话

静脉曲张是否需要就医

孕期出现静脉曲张先不必过于担心，大部分的静脉曲张病程缓慢，孕期的治疗也以上文提到的那些为主，生完宝宝后再考虑手术等治疗方案。但是孕期一旦发生感染或者静脉曲张破裂出血等，要尽快到血管外科就诊。

第5节

营养管理

总的原则

1 补铁，以预防缺铁性贫血，首选动物性食物。

2 补充维生素 C，以促进铁吸收。

3 喝些酸奶，促进肠道健康。

4 适当饮用孕妇奶粉，弥补营养不足。

5 经常更换烹饪用油的品种，以保证摄入脂肪酸种类的平衡。

需重点补充的营养

DHA、牛磺酸：胎宝宝的大脑发育迅速，DHA 和牛磺酸能促进脑细胞分化。

维生素 C：孕中晚期容易出现妊娠纹，多摄取维生素 C 可以预防妊娠纹的出现，还有利于铁的吸收利用。

铁、蛋白质：孕妈妈自身血容量的增加和胎宝宝的发育都需要大量的铁和蛋白质。

补铁

·继续补充铁元素首选猪血、猪肝、红肉

富含血红素铁的动物性食物，补铁效果不错。因此，有缺铁性贫血症状的孕妈妈最好每天食用 40~75 克红肉。动物内脏补血效果好，但由于其所含的胆固醇相对较多，所以一次不能吃得过多。以猪肝为例，孕妈妈食用猪肝可以坚持少量多次的原则，每周吃 2 次，每次吃 50 克，这样猪肝中的铁也能更好地被吸收。但要注意，应购买来源可靠的猪肝，一定要彻底烹饪熟透再吃。

·膳食多点红、黑与深绿色食物

相对动物性食物来说，植物性食物补铁的效果不够好，但也有一些含铁量比较高的植物性食物，可以与动物性食物搭配食用，作为辅助补充。选择食物时应选择含铁量比较高的红色、黑色和深绿色食物，如黑米、黑豆、红枣、桑葚、木耳、芝麻、菠菜等。

· 摄入优质蛋白质有利于补血

蛋白质是合成血红蛋白的原料，孕妈妈应注意从膳食中补充蛋白质，每日以 70 克为宜，可选用富含优质蛋白质的食物，如瘦肉类、蛋类、豆类及豆制品等，这些食物对预防和调理贫血有良好效果，但要注意荤素结合，以免过食油腻食物伤及脾胃。

· 叶酸能促进血红蛋白生成

新鲜蔬果中的铁含量较低，可是部分蔬果中的叶酸和维生素 C 含量比较高，叶酸可以促进人体生成血红蛋白，贫血的孕妈妈可以多吃富含叶酸的蔬果，如菠菜、南瓜、油菜等，以增强造血能力，缓解贫血的症状。

· 改掉影响铁吸收的饮食习惯

患有缺铁性贫血的孕妈妈在食用绿叶蔬菜时，最好炒着吃，因为生的绿叶蔬菜中所含的草酸会阻碍铁的吸收。另外，食物中的多酚和钙也会影响铁的吸收。如茶叶里含有的茶多酚和牛奶中含有的钙都会对铁的吸收有所妨碍，不要在吃补铁食物的同时喝牛奶或者茶。

增加大豆及豆制品的摄入

大豆及豆制品（如豆浆、豆腐、豆腐皮等），所含的人体必需氨基酸与动物性食物相似，且钙、铁、磷、维生素 B_1、维生素 B_2 等含量丰富。其所提供的优质蛋白质可以媲美动物性蛋白质，是不爱吃肉的孕妈妈获取蛋白质的主要途径。

大豆及豆制品的摄入量每天要达到 50~80 克才能满足需要，其中最好包括 5~10 克的发酵豆制品，比如纳豆、味噌等，可提供维生素 B_{12}。

· 豆腐

富含优质蛋白质、钙，可为孕妈妈补充大量的钙，还能为胎宝宝提供肌肉、骨骼发育所需的钙和蛋白质。

· 豆浆

蛋白质含量丰富，脂肪含量低且主要为不饱和脂肪酸，是孕妈妈可以选用的健康食品。

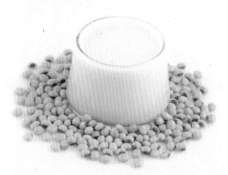

正确吃蔬菜

蔬菜含有大量的维生素、水分、膳食纤维、钾等营养成分，可以称得上是维生素和矿物质的宝库。为了获取丰富的矿物质和维生素，孕妈妈需要每天摄入500克左右的蔬菜，其中绿叶蔬菜要占到一半以上。

有些孕妈妈明明吃了很多蔬菜，但摄入的维生素和矿物质仍然不足，这是烹饪方法不当造成的。蔬菜中的水溶性维生素，遇水、遇热、遇空气极易流失，所以烹饪蔬菜要注意方式方法。

烹饪蔬菜的四个"注意"

注意一 先洗再切	蔬菜洗后再切可以减少水溶性维生素流失，还要注意现吃现做，别提前切好放置太久，这样会造成营养素的流失
注意二 有些蔬菜最好先焯水	菠菜、苋菜、莴笋等草酸含量较高，会妨碍体内铁、钙等的吸收，食用前先焯烫一下可去除大部分草酸
注意三 切大块	蔬菜切得越细碎，烹调时流失的营养就越多，因此为了更好地保存营养，尽量切大块
注意四 大火快炒	炒的时候要急火快炒，减少加热时间过长造成的营养流失，炒好立即出锅

 马医生贴心话

不爱吃蔬菜怎么办

如果孕妈妈吃蔬菜太少，可能会缺乏维生素、膳食纤维及部分矿物质。

所以，为了弥补蔬菜摄入的不足，孕妈妈应该适当多摄入粗粮及富含维生素C的食物。孕妈妈可以吃些玉米、燕麦等谷类或红薯、芋头等来补充膳食纤维。此外，在两餐之间也可以吃些富含维生素C的水果，如橙子、草莓、猕猴桃等，来补充各种维生素和矿物质。

第6节

运动管理

这个时期的运动原则

1 每次锻炼要有5分钟的热身运动，运动终止也要慢慢来，逐渐放缓。

2 运动时最好选择木质地面或铺有地毯的地方，这样更安全；如果感到不舒服和劳累，就休息一下，等感觉好转后再继续运动。

3 孕中期容易出现静脉曲张和水肿，可以做一些伸展四肢的运动，以促进血液循环，改善不适症状。

合适的项目

· **骆驼式**

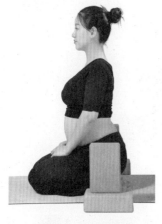 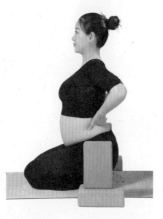 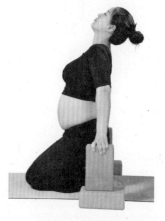

1 跪姿，双腿分开与肩同宽，脚踝两侧各放两块瑜伽砖。

2 吸气，双手叉腰放于腰后侧，保持脊柱延展，大腿收紧，脚踝压地。

3 呼气，保持胸椎的延展并向后弯，手依次放到瑜伽砖上，调整姿势。依次收回手，还原跪姿。

· 侧抬腿运动

1 孕妈妈在垫子上左侧卧，双膝微屈，左手支撑头部，右手自然放在右膝盖处。

2 抬起右腿，尽量抬起右膝与头部同高，右手食指和中指抓住右侧小脚趾。

3 慢慢伸直右腿，直到不能伸展为止，保持3~5秒，做深呼吸。恢复左侧卧姿，休息2~3秒，重复上述动作5~8次。换右侧卧重复动作。

注意事项： 如果觉得双腿伸直开合有难度，可以侧卧时弯曲双腿，抬腿开合程度孕妈妈根据自身情况而定。也可借助瑜伽带辅助锻炼。

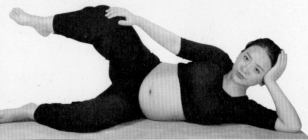

第 7 节

推荐食谱

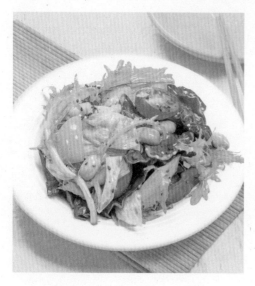

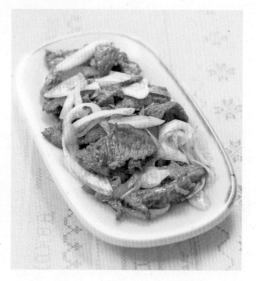

大拌菜

材料 紫甘蓝100克，生菜、红甜椒、黄甜椒、苦菊、熟花生米、圣女果各30克，熟黑芝麻适量。

调料 醋、生抽、香油各5克，盐3克。

做法

1. 紫甘蓝洗净，切丝；生菜洗净，撕成片；红甜椒、黄甜椒分别洗净，去蒂及籽，切片；苦菊洗净，撕成大片；圣女果洗净，去蒂，对半切。

2. 将所有食材放入盘中，加醋、生抽、盐、香油拌匀即可。

推荐理由

大拌菜的配菜都是低卡的蔬菜，搭配少许调味料，营养又美味，还有控糖、降血脂的功效。

葱爆羊肉

材料 羊肉片300克，大葱150克。

调料 腌肉料（酱油、料酒各10克，淀粉、花椒粉或胡椒粉各少许），蒜片、料酒、酱油、醋各5克，香油、植物油各适量。

做法

1. 羊肉片洗净，加入腌肉料腌渍15分钟；大葱洗净，斜切成段。

2. 锅内倒油烧热，爆香蒜片，放入羊肉片大火翻炒，放入葱段，淋料酒烹香，加酱油、醋翻炒，滴香油即可。

推荐理由

羊肉中铁含量丰富，搭配大葱爆炒，能帮助补铁，预防缺铁性贫血。

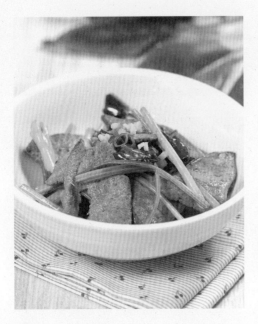

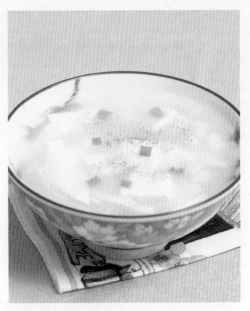

菠菜炒猪肝

材料　猪肝 250 克，菠菜 150 克。

调料　葱花、姜末、酱油、料酒、淀粉、白糖各 5 克，盐 4 克，植物油适量。

做法

1 猪肝放入水中泡 30 分钟，去除血水，捞出，切片，加入葱花、姜末、酱油、料酒、淀粉拌匀腌渍 10 分钟。

2 菠菜择洗干净，放入沸水中焯烫一下，捞出，控水，切段。

3 锅置火上，放油烧热，放入猪肝大火炒至变色，放入菠菜稍炒，加盐、白糖炒匀即可。

推荐理由

猪肝富含血红素铁，搭配富含维生素 C 的菠菜，可以改善孕妈妈的贫血状态。

鳕鱼豆腐羹

材料　鳕鱼 250 克，嫩豆腐片 200 克，油豆皮片 50 克，鸡蛋液 60 克。

调料　盐 3 克，葱段、姜片各 5 克，料酒 10 克，水淀粉、植物油、葱花、胡椒粉各适量。

做法

1 鳕鱼去骨、去皮，鱼肉切成指甲大小的片，用盐和胡椒粉腌渍 15 分钟。

2 锅中烧热油，煎香葱段、姜片，放入鱼骨、鱼皮，淋料酒和水，做成鱼高汤，再加适量水，放豆腐片煮开，加盐调味，放油豆皮和鳕鱼片煮沸，用水淀粉勾芡，淋蛋液，撒葱花、胡椒粉搅匀即可。

推荐理由

这道菜富含 DHA 和优质蛋白质，能促进胎儿大脑发育。

第 8 章

孕 7 月
（孕25～28周）

密切关注胎动，
做好糖筛

胎宝宝的变化

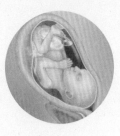

第25周

随着体重的不断增加，胎儿皱巴巴的皮肤也开始变得舒展开来，头发的颜色和质地也能够看得见了。到本周末，胎宝宝神经系统发育良好，对声音、光线和爸爸妈妈的轻拍和抚摸都能做出不同的反应。

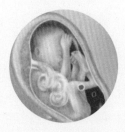

第26周

从现在到出生，胎宝宝会迅速积聚脂肪，这些脂肪可以帮助胎宝宝适应离开子宫后外界的低温，并提供出生后头几天的热量。耳中的神经传导组织正在发育，意味着胎宝宝对声音的反应将会更加灵敏。

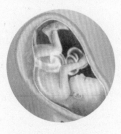

第27周

胎宝宝皮肤红红的，皮下脂肪仍很薄，皮肤还是有些皱褶。大脑组织已经具有和成人一样的脑沟和脑回，但神经系统的发育还远远不够。胎宝宝已经正式开始练习呼吸动作，继续在羊水中小口地呼吸着，为出生后第一次呼吸空气做练习。

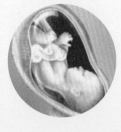

第28周

本周胎宝宝的体重约1000克了，身长约35厘米。皮肤看上去粉红，表面还覆盖着胎脂。现在已经出现了睫毛，瞳孔膜消失，眼睛半张开。他可以自由睁眼、闭眼，并且形成了有规律的睡眠周期，醒着的时候会踢踢腿、伸伸腰，还会吸吮自己的大拇指。

孕妈妈的身体变化

1 本月子宫底高度到了脐上3横指。子宫越来越大，整个腹部都突出来了。

2 由于肚子越来越大，孕妈妈重心不稳，所以在上下楼梯时须十分小心，应避免剧烈的运动，更不宜做压迫腹部的动作。

3 增大的子宫开始压迫下腔静脉，下肢容易水肿。

4 因子宫的压迫和激素的影响，有些孕妈妈还会出现便秘和痔疮。

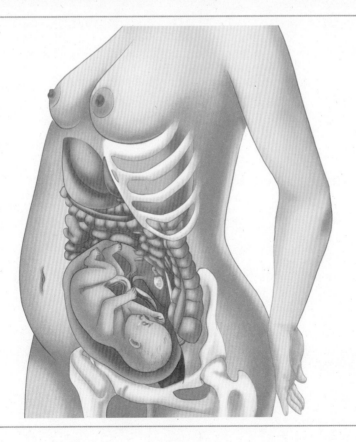

需要做的检查

产检项目一览表

检查项目	检查目的
妊娠期糖尿病筛查	检测孕妈妈是否患上了妊娠期糖尿病
体重检查	超标或过低都不好
血压检查	是否患有妊娠期高血压
尿常规	了解泌尿系统情况
血常规	检查有无贫血、感染等情况
多普勒听胎心音	了解胎宝宝心跳情况
测量宫高、腹围	了解胎宝宝生长情况
抗 D 滴度复查	Rh 阴性者需要做此项检查
宫颈阴道分泌物胎儿纤维连接蛋白（fFN）检测	预测早产，宫颈长度为 20~30 毫米的孕妈妈需要做此项检查。

妊娠期糖尿病筛查

　　妊娠期糖尿病是指怀孕前未患糖尿病，而在怀孕时才出现高血糖的现象，发生率为 10%~15%。如果孕期血糖控制不好，容易发生流产、早产、巨大儿等。

· 糖尿病筛查的流程

　　妊娠期糖尿病的筛查有两个途径：一个途径是做糖筛查试验（GCT），简称糖筛；另一个途径是做葡萄糖耐量试验（OGTT），简称糖耐。其中，糖筛只喝一次糖水，只抽 1 次血，如果不过，需要做糖耐进行确认。糖耐需要喝一次糖水，抽 3 次血。

糖尿病筛查流程标准

在这里，我们以北京协和医院的筛查流程为标准：分两步走，50克糖筛没过需要继续做75克糖耐量试验。有的医院是直接做75克糖耐量试验。

50克葡萄糖筛查试验

筛查前空腹12小时（禁食禁水），医院会给你50克口服葡萄糖粉，将葡萄糖粉溶于200毫升温水中，5分钟内喝完，喝第一口水开始计时，服糖后1小时抽血查血糖

如果1小时血糖值<7.8毫摩尔/升，那么恭喜你通过了检查，没有妊娠期糖尿病的可能

如果1小时血糖值≥7.8毫摩尔/升，需要进一步做75克糖耐量试验

诊断结果

以下3项数值中有1项或1项以上达到或超过正常值，就可以诊断为妊娠期糖尿病：
空腹：5.1毫摩尔/升
1小时血糖：10.0毫摩尔/升
2小时血糖：8.5毫摩尔/升

75克糖耐量试验

空腹12小时（禁食禁水），先空腹抽血，然后将75克口服葡萄糖粉溶于300毫升温水中，1小时、2小时后分别抽血测血糖

· 糖尿病筛查报告解读

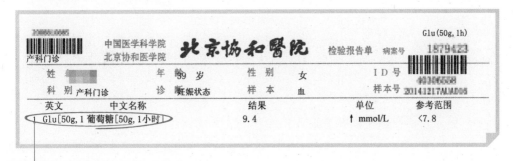

葡萄糖［50克，1小时］（Glu）

孕妈妈空腹口服50克葡萄糖，溶于200毫升水中，5分钟内喝完。从开始服糖计时，1小时后抽静脉血测血糖值，血糖值>7.8毫摩/升，为50克葡萄糖筛查试验阳性，应进一步进行75克葡萄糖耐量试验。

可能出现的问题及应对

妊娠期糖尿病

·应对策略

对策一：孕期定期监测血糖

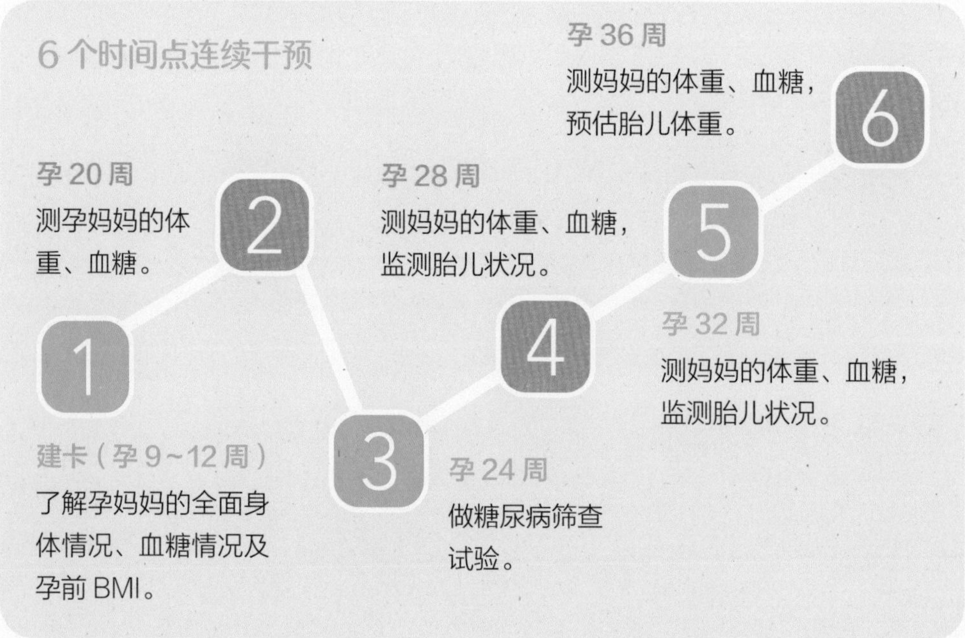

6 个时间点连续干预

孕 20 周
测孕妈妈的体重、血糖。

2

孕 28 周
测妈妈的体重、血糖，监测胎儿状况。

孕 36 周
测妈妈的体重、血糖，预估胎儿体重。

6

5

孕 32 周
测妈妈的体重、血糖，监测胎儿状况。

1

4

建卡（孕 9~12 周）
了解孕妈妈的全面身体情况、血糖情况及孕前 BMI。

3

孕 24 周
做糖尿病筛查试验。

对策二：通过饮食来平稳血糖

1. 控制总热量，但不能节食。通过饮食摄入的总热量是影响血糖变化的重要因素，所以患有妊娠期糖尿病的孕妈妈必须限制每天摄入的总热量。少吃肉，多吃蔬菜，挑着吃水果，不加过多油烹调。

2. 少食多餐，减轻身体负担。每日分 5~6 次进餐，2/3 正餐，1/3 加餐。少食多餐有助于稳定血糖，减少餐后高血糖及餐前低血糖。

妊娠期糖尿病患者应根据标准体重＋胎儿所需热量来预估每日所需热量。计算出孕妈妈一天所需总热量后，通过"食物交换份法"制订标准食谱，同类食物可以替换。计算方法如下，但不同孕妇的饮食还需根据单胎还是双胎、孕期活动情况、孕前胖瘦程度等进行个体化调整。所以，"糖妈妈"最好是在专业人员指导下控制饮食。

> 标准体重（千克）＝身高（厘米）－105
> 孕妇每日所需热量＝标准体重×30千卡＋200千卡

计算每日食物交换份份数时，通常把能够提供同等热量的各种食物重量叫做一个食物交换份。比如，谷类食物以馒头、米饭为代表性食物，每一份的重量为50～60克。

3. 食用血糖生成指数低的主食。精制米面血糖生成指数高，食用后极易导致血糖波动，应控制这类食物的摄入。可以适当增加燕麦、荞麦、糙米、红豆、绿豆等全谷物和杂豆类的摄入，这些食物含有大量膳食纤维，可延缓血糖升高速度。妊娠期糖尿病患者的主食最好以杂粮饭为主。

4. 最好不喝糊化程度高的粥。妊娠期糖尿病患者是不适合喝稠粥的，因为谷类经过长时间熬煮会变得黏稠，析出的糖分多，非常不利于血糖的稳定，建议选择原味燕麦粥，有助于平稳血糖。

5. 控制饱和脂肪酸摄入量。胎宝宝的大脑发育需要脂肪的供给，孕妈妈脂肪摄入占总热量的25％～30％即可，不可摄入过多。同时，应注意不同种类脂肪所占的比例，限制饱和脂肪酸含量高的食物，如动物油脂等；减少蛋糕、起酥面包、黄油、烧烤煎炸类食物等富含反式脂肪酸的食物；而不饱和脂肪酸含量丰富的橄榄油、山茶油、坚果等的比例要占到脂肪总量的1/3；烹调用油要注意控制量，每天摄入25～30克即可。

6. 适当限制水果摄入量。水果可以提供丰富的维生素、矿物质和膳食纤维。但水果的糖分含量较高，不利于控制血糖。每天吃水果以不超过200克为宜。此外，摄入200克水果，应在日常饮食中减去50克主食。

7. 尽量不吃甜食。孕妈妈食用饼干、蛋糕、起酥面包以及甜饮料后，容易使血糖迅速升高，还容易引发肥胖，进而加重妊娠期糖尿病，尽量不要吃。

对策三：通过运动来控制血糖

规律的适度运动有助于孕妈妈更好地利用胰岛素，并帮助控制血糖水平。

每周至少进行 2.5 小时的适度运动，最好每天运动 30 分钟，每周至少 5 次。

如果通过运动和饮食可将血糖控制在目标范围内，则无须服用降糖药。如果用胰岛素，应确保在运动时随身带有快速升糖食物，如几块水果糖或巧克力等，以免出现低血糖症状。在运动过程中出现低血糖症状时，应立即停止运动，并少量进食。

马医生贴心话

产后注意定期复查血糖

患有妊娠期糖尿病的孕妈妈，大约有 50% 将在产后 20 年内发展成 2 型糖尿病。应在产后第 6~12 周进行血糖的检测，建议进行口服葡萄糖耐量试验。产后每 1~3 年进行一次血糖检测，若出现异常，首先控制饮食，1~2 周后再次复查，如果仍有异常，则需要使用降糖药物。

便秘

孕期便秘给孕妈妈带来很多困扰，面对这个"难言之隐"，孕妈妈可以采用下面的方法来应对。

·应对策略

对策一：适量运动，养成好的排便习惯

1. 适量运动。不推荐非必需的"卧床保胎"，卧床保胎会产生很多副作用，除了会增加下肢静脉血栓的风险外，还会引起便秘。所以，孕期最好能保持适量运动。即使在身体日益沉重时，也应该做一些力所能及的运动，如散步等，以促进肠道蠕动。每天坚持活动身体，也能为顺产打下基础。

2. 建立良好的排便习惯。结肠活动在晨醒和餐后最为活跃，建议便秘的孕妈妈在晨起或餐后 2 小时内尝试排便，集中注意力，减少外界因素的干扰。

对策二：每日保证一定的饮水量

《中国居民膳食指南（2016）》建议每人每天饮水量要达到1500～1700毫升，可以促进肠道蠕动，润滑粪便，预防和调理便秘，有益肠道环境。孕妈妈在孕期和产后，对水分的需求量会比平时有所增加，因为羊水和乳汁都是由水分构成的，因此要注意通过流质饮食等补充所需水分。补水最直接的方式是喝水，还可以通过纯果汁、花草茶、牛奶以及汤粥等来补水。

对策三：每日保证25克的膳食纤维摄入量

膳食纤维能促进肠道蠕动，帮助排便。孕妈妈在饮食中适量增加富含膳食纤维的食物，每天保证吃够25克膳食纤维，有助于预防孕期便秘。

对策四：适时补充益生菌

益生菌有抑制肠道内有害菌的生长，平衡肠道菌群，保持健康的肠道环境和软化粪便的作用。此外，适时补充益生菌还能促进孕妈妈的新陈代谢，改善肠道免疫力和消化能力，有助于缓解便秘。日常生活中，孕妈妈可以通过喝酸奶、益生菌粉来补充益生菌。

对策五：药物治疗

如果上面几种办法都无法改善便秘症状，可以在医生指导下用药物治疗。

1.乳果糖。乳果糖是渗透性泻药，服用后不会被吸收入血，不影响胎儿生长发育，不影响哺乳，不会引起血糖波动，对于乳糖不耐受的妈妈同样适用。对于孕产期便秘，乳果糖的治疗效果比较好，且不良反应少。

2.开塞露。孕妈妈如果使用乳果糖后效果不明显，还可以遵医嘱使用开塞露。

妈妈经验谈

慎喝"通便茶"

孕妈妈能否喝通便茶需要咨询医生。各种通便茶的成分不同，多含有一些中药，这些药物是否会对孕妈妈和胎儿产生不良影响，需要医生来判断。孕妈妈不妨试试每天一杯酸奶，不但补钙，还有助于调节肠道菌群。

第 5 节

营养管理

总的原则

1 主食宜粗细混搭，每天至少吃4种；水果每天任选2种；蔬菜至少4种；肉类每天至少1种；蛋类每天1种；每天来点奶及奶制品；豆制品来1种；每天任选1种坚果，一掌心的量就够。

2 适当多吃香蕉、牛奶、海鱼等可调节情绪。

需重点补充的营养

DHA： 促进胎宝宝神经系统的发育，预防早产。

蛋白质： 胎宝宝骨骼、肌肉、内脏等的发育都需要蛋白质的参与。

叶酸： 促进胎宝宝大脑发育，还能安胎，预防早产。

维生素C： 预防妊娠纹，促进胎宝宝结缔组织的发育。

铜： 孕妈妈体内缺铜，容易造成胎膜早破而出现早产。

膳食纤维： 孕妈妈到孕中晚期容易出现便秘，膳食纤维可润肠通便。

坚果怎么吃

坚果含有丰富的矿物质、不饱和脂肪酸、维生素E和锌，可促进胎宝宝大脑发育，增进孕妈妈食欲，保护孕妈妈的心血管系统。

孕妈妈每天吃25~30克坚果，大约一掌心的量就足够了。花生、腰果、核桃、葵花子、开心果、杏仁等坚果类食品适合孕妈妈食用，孕妈妈每天可选择其中一种食用。

· 吃坚果的注意事项

1 不爱吃，可以变变花样。比如说核桃，很多孕妈妈是硬着头皮吃，其实可以不必这么为难。如果不喜欢直接吃，那就用来煮粥、煲汤、打豆浆，不仅能改善口感，还能摄入更全面的营养，一举两得。

2 盐分高的坚果要少吃。需要注意，孕妈妈最好不要买加了较多盐的坚果类零食，如椒盐核桃或椒盐腰果等，以免加重水肿。

补膳食纤维

膳食纤维能促进肠道蠕动、保护肠道健康、预防便秘。另外，膳食纤维还能帮助孕妈妈控制体重、预防龋齿，对预防糖尿病、乳腺疾病、结肠癌等多种疾病也有一定帮助。

· 膳食纤维的来源

蔬果、粗粮都含有丰富的膳食纤维，常见食物来源有猴头菇、银耳、木耳、紫菜、黄豆、豌豆、荞麦、黑米、绿豆、玉米面、燕麦、红枣、石榴、桑葚、芹菜等。

膳食纤维每日推荐摄入量： 建议孕妈妈每天摄入 25 克左右的膳食纤维。

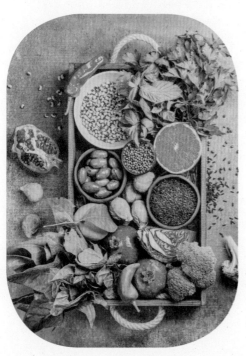

· 合理饮食补充膳食纤维

1. 粗细粮搭配着吃。孕妈妈不需要将细粮全部换成粗粮，只要让粗粮的量占到主食总量的 1/3 就行，比如煲一锅杂粮粥，加点燕麦、小米、杂豆；做面食的时候，在精面粉里掺点全麦粉。

2. 每周吃 1~2 次菌藻类食物。海藻、菌菇类蔬菜中的膳食纤维含量较高，比如海带、木耳、香菇等，孕妈妈以周为单位，可以每周摄入 1~2 次。

3. 补充膳食纤维的同时一定要多喝水。孕妈妈在食用含膳食纤维丰富的食物后一定要多喝水，孕期宜每天喝1500~1700 毫升的温水，这样才能发挥膳食纤维的功效。

4. 经常吃点红薯、山药等薯类。薯类食物含有丰富的 B 族维生素、维生素 C 等，且膳食纤维的含量也比较高，孕妈妈可以经常吃。

5. 水果最好吃完整的。孕妈妈在吃水果时，最好在保证食品安全的情况下，将果皮与果肉一同吃掉，这样膳食纤维损失少。

6. 蔬果打成汁，连同蔬果渣一起喝。不少孕妈妈很难保证每天吃够指南推荐的 200~400 克水果、300~500克蔬菜的量。因此，除了吃完整蔬果，还可以将水果和蔬菜打汁饮用，但饮用时最好不要过滤，否则会滤掉大部分的膳食纤维。

第6节

运动管理

这个时期的运动原则

1 需集中注意力，平躺、站着或坐着均可。

2 坚持每天练习，能加快产程。

合适的项目

·凯格尔运动

注意事项： 凯格尔运动主要锻炼盆底肌，能帮助女性更好地控制尿道、膀胱、子宫和直肠。做此项运动，不是只有躺着才能做，孕妈妈可以随时随地做这个练习，上网时、看电视时，甚至在超市排队时都可以做。

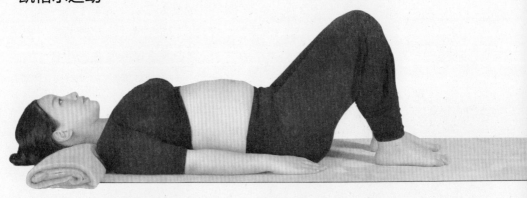

1 平躺，双膝弯曲或自然伸直。缓慢收缩会阴及肛门达最大力保持3~10秒，保持的时间长短应量力而行。然后缓缓放松同样的时间，注意收缩和放松的时间是1:1。

2 以最大力快速收缩会阴及肛门后立即放松，快收快放3~5次后放松6~10秒。重复以上两个步骤，每次锻炼15~20分钟，每日1~2次。

第 7 节

推荐食谱

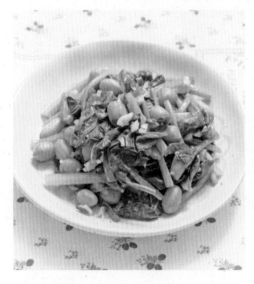

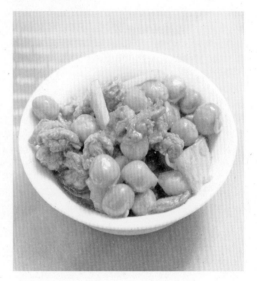

花生拌菠菜

材料 菠菜 250 克，熟花生米 50 克。

调料 蒜末、盐、醋各 3 克，香油少许。

做法

1 菠菜洗净，焯熟捞出，过凉，切成小段。

2 将菠菜段、熟花生米、蒜末、盐、醋、香油拌匀即可。

推荐理由 ——

花生中含有丰富的不饱和脂肪酸，菠菜富含维生素 C 和叶酸。二者搭配凉拌，能帮助孕妈妈补充营养，可促进胎儿发育。

豌豆牛肉粒

材料 豌豆 150 克，牛肉 200 克。

调料 蒜片、料酒、酱油各 10 克，水淀粉 30 克，盐 3 克，姜片 5 克，植物油适量。

做法

1 豌豆洗净，焯至断生；牛肉洗净，切成粒，加入料酒、盐和部分水淀粉拌匀，腌渍 15 分钟。

2 锅中倒油烧热，放入蒜片、姜片爆香，倒入腌好的牛肉粒翻炒片刻，加入豌豆，调入酱油和剩余水淀粉翻炒匀即可。

推荐理由 ——

牛肉富含优质蛋白质、血红素铁，搭配豌豆，有助于孕妈妈预防贫血、改善免疫力。

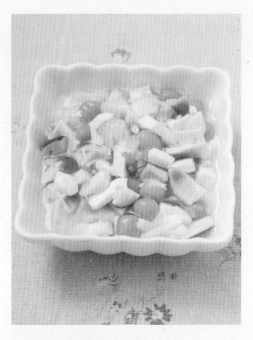

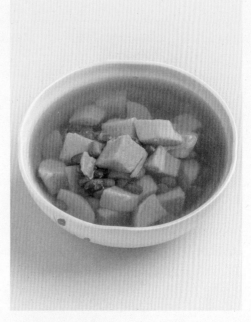

草菇烩豆腐

材料 草菇、豆腐各200克，豌豆20克。

调料 葱末、姜末、盐各3克，水淀粉、
植物油各适量。

做法

1 草菇洗净，对切成两半；豆腐切小块，
豌豆洗净。

2 油锅烧热，爆香葱末、姜末，倒草菇，
放豆腐块，烧至入味，放豌豆炖至熟
后，加盐，用水淀粉勾芡即可。

推荐理由 ————

草菇富含膳食纤维、硒，豆腐富含蛋白
质和钙，豌豆可提供丰富的膳食纤维，
三者合炒营养丰富、容易消化，能改善
孕妈妈的免疫力，还有助于排便。

红薯红豆汤

材料 红豆50克，红薯200克。

做法

1 红豆洗净，用清水浸泡4小时；红薯
洗净，去皮，切块。

2 锅置火上，加入适量清水和红豆，大
火煮开，转中火煮至红豆七成熟，加
入红薯块，煮至红豆、红薯全熟即可。

推荐理由 ————

这款汤具有清热利湿、生津止渴、健脾
益胃、利尿通便、补血养颜的功效。

第9章

孕8月
（孕29～32周）

缓解孕晚期不适，
预防早产

胎宝宝的变化

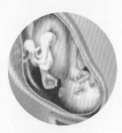

第29周

本周胎宝宝的肌肉和肺继续发育，大脑也在继续发育。胎儿的眼已经出现对光反应，但对形象和色彩的视觉要到出生后才逐渐形成。

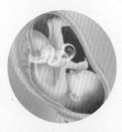

第30周

本周胎宝宝的骨骼、肌肉和肺部发育日趋成熟。大脑的发育也非常迅速，已经有了思考、感受、记忆事物的可能性了。

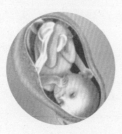

第31周

本周胎宝宝皮下脂肪明显增多，最近几周积蓄的脂肪层还会让胳膊和小腿变得丰满起来。眼睛会时开时闭，能够区分光明和黑暗，甚至能较长时间地跟踪光源了，眉毛和睫毛也变得更加完整。

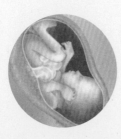

第32周

本周末胎宝宝大概重 1700 克，长约 40 厘米。全身的皮下脂肪更加丰富，皮肤深红色还是呈现皱缩的样子。头骨很软，还没有闭合，这是为了在出生时能够顺利通过产道，其他部位的骨骼已经很结实了。身体的各个器官继续发育完善，呼吸系统和消化系统发育已经接近成熟。胎动的次数会比原来少，动作也有所减弱。

孕妈妈的身体变化

1　本月子宫底高度达到脐与剑突之间。

2　孕妈妈的肚子越来越大，有时会感到呼吸困难。

3　胎动有力而频繁，有的孕妈妈会觉得疼痛，也有的孕妈妈会失眠。

4　因为皮肤急剧伸展，所以肚子、乳房、大腿根等部位的妊娠纹可能更为明显了。

5　妊娠水肿可能会加重。阴道分泌物增多，排尿次数也更频繁了。

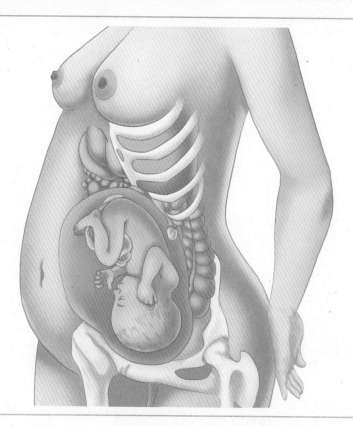

需要做的检查

产检项目一览表

检查项目	检查目的
血压检查	是否患有妊娠期高血压
体重检查	超标或过低都不好
尿常规	了解泌尿系统情况
血常规	检查有无贫血、感染等情况
多普勒听胎心音	了解胎宝宝心跳情况
测量宫高、腹围	了解胎宝宝生长情况
胎位	检查有无胎位不正
胎心监护	动态监护胎儿20分钟，检测宫内活动情况

妊娠期高血压筛查

　　目前还没有预测妊娠期高血压的可靠方法，做好预防对于降低妊娠期高血压的发病率具有重要意义，而自觉进行产前检查就是一个有效的预防手段。

　　孕前血压正常，妊娠期出现高血压，收缩压≥140毫米汞柱和（或）舒张压≥90毫米汞柱，则视为妊娠期高血压，以非同日3次血压测量值均大于等于这一数值为准。

·测量血压的正确方法

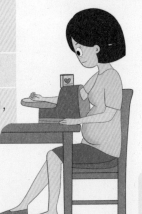

医院一般使用臂式血压计

取坐位

测压时患者保持安静，不要说话

把血压计袖带气囊的中心放到肘窝偏内侧

测血压前最好排空膀胱，不要憋尿测量

袖带与心脏同一水平线，松紧以能插入1~2个手指为宜

测血压时，露出胳膊，也可隔一层薄衣服来测量

可能出现的问题及应对

妊娠期高血压疾病

怀孕 20 周后，尤其是 32 周后为妊娠期高血压疾病的多发期，表现为血压升高、水肿、蛋白尿等一系列症状，威胁孕妈妈和胎宝宝的健康。不过，只要定期做产前检查，及时发现，及早治疗，病情多半可以控制。

• 妊娠期水肿

单纯妊娠水肿无须特殊治疗

孕晚期出现的单纯妊娠水肿，一般无须特殊治疗，只要孕妈妈注意休息，平常注意饮食，少食盐，适量吃些西瓜、红豆、茄子、芹菜等利尿消肿的食物，避免长时间站立、久坐等，即可好转。

排查异常水肿

孕中晚期，孕妈妈会出现腿脚水肿，如果是凹陷性水肿，即用手指按压后出现一凹陷，但凹陷复原快，休息 6~8 小时水肿消失，那么无须就医。但如果水肿严重，指压时出现明显凹陷，恢复缓慢，休息之后水肿并未消退甚至加重，就要警惕发生妊娠期高血压疾病的可能，需要及时就医。

发生严重水肿时的进一步检查

水肿严重的时候，还需要通过如下方法进一步检查：24 小时尿蛋白定量、血常规、血沉、血浆白蛋白、血尿素氮、肌酐、肝功能、眼底检查、肾脏 B 超、心电图、心功能检查等。具体需要做哪项检查，医生会根据孕妈妈的身体情况而定。

• 应对策略

对策一：定期检查

定期检查，测血压、查尿蛋白、测体重；保证充足的休息，保持好心情。

对策二：控体重

控制体重，确保体重合理增长。孕期体重增长过快会增高妊娠期高血压疾病的发病率。

对策三：控饮食

饮食不要过咸，保证蛋白质和维生素的摄入。

对策四：及时服药

及时纠正异常情况，血压高时要在医生指导下服药。

子痫前期

子痫前期是以高血压和蛋白尿为主要临床表现的一种严重的妊娠期高血压疾病。孕20周后，在常规检查中发现蛋白尿、血压升高，或虽没有蛋白尿，但合并血小板减少、肝功能损害、肾功能损害、肺水肿、新出现的中枢神经系统异常、视觉障碍中的任何一项，即可诊断为子痫前期。

· 子痫前期的危害

对孕妈妈　出血、血栓栓塞、抽搐、肝功能衰竭、肺水肿、远期的心脑血管疾病甚至死亡。

对胎宝宝　早产、出生体重偏低（低体重儿）、生长迟缓、肾脏损伤、胎死宫内。

· 现在已可预测子痫前期

子痫前期的发生与sFlt-1（可溶性fms样酪氨酸激酶-1）异常升高，和PLGF（胎盘生长因子）异常降低有关。通过sFlt-1/PLGF比值，可以预测子痫前期高危人群（早发型或晚发型），从而帮助孕妈妈采取合理措施以降低子痫前期的发病风险。

sFlt-1/PLGF短期预测及诊断子痫前期的参考值如下表所示。

sFlt-1/PLGF比值	临床意义	性能参数
≥85	诊断孕妇为子痫前期	特异性99.5% 敏感性88.0%
≥38且<85	孕妇在检测后的4周内会发生子痫前期	特异性83.1%
<38	孕妇在检测后的1周内不会发生子痫前期	NPV 99.1%

· 应对策略

对策一：注意休息

保证正常的作息、足够的睡眠，保持心情愉快。

对策二：控制血压和体重

平时注意血压和体重的变化。

对策三：均衡营养

不要吃太咸、太油腻的食物，多吃新鲜蔬菜和水果。

对策四：运动

坚持合理的运动锻炼。

胎位不正

宝宝在子宫里的位置分为头下脚上的头位、头上脚下的臀位和身体横在子宫中的横位。绝大部分胎儿是头位。

怀孕 28 周前，胎宝宝的身体还很小，羊水也绰绰有余，所以胎宝宝可以在子宫中不停地自由活动。随着分娩的临近，大多数胎宝宝会变成头朝下的姿势，而最后以臀位姿势出生的宝宝只有 3%～4%。

·几种常见的胎位不正

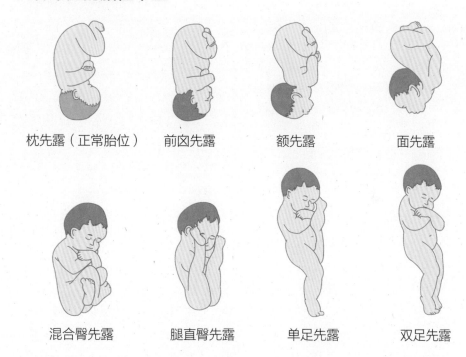

| 枕先露（正常胎位） | 前囟先露 | 额先露 | 面先露 |

| 混合臀先露 | 腿直臀先露 | 单足先露 | 双足先露 |

胎位是指胎儿先露部的指示点与母体骨盆的关系。每个指示点与母体骨盆入口左、右、前、后、横的不同位置构成不同胎位。头先露、臀先露各有 6 种胎位，肩先露有 4 种胎位，上图中除了第一个枕先露，其他胎先露的胎位都属于胎位不正，常在分娩过程中出现障碍，导致难产。

胎位不正会直接影响正常分娩，所以孕妈妈要及时纠正，这对预防难产至关重要。孕妈妈可通过适当运动、按摩等方法来纠正，同时也不排除胎宝宝通过不断旋转而自己纠正的情况。

· 纠正胎位不正的最佳孕周

胎位不正与妊娠周数也有很大的关系，纠正胎位不正的最佳时间可参考下表：

妊娠周数	胎位不正
孕 28 周之前	只需加强观察，这个时期胎儿个体小、活动空间较大，胎位不固定
孕 30～32 周	孕妈妈纠正胎位的最佳时间
孕 32 周以后	胎位基本固定

· 应对策略

对策一：膝胸卧位纠正法

膝胸卧位是矫正胎儿体位的方法。孕妈妈排空膀胱，松解裤带，保持膝胸卧位的姿势，每日2～3次，每次15～20分钟，连做1周。这种姿势可使胎臀退出骨盆，借助胎宝宝重心改变自然完成头先露的转位。做此动作的前提是没有脐带绕颈，并且羊水量正常。

膝胸卧位 两膝着地，胸部轻轻贴在地上。尽量抬高臀部。双手伸直或叠放于脸下。

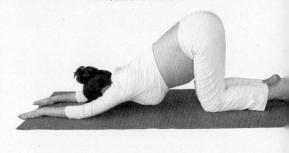

对策二：艾灸法

胎位不正也可艾灸至阴穴。至阴穴，属于足太阳膀胱经，位于足小趾外侧趾甲角旁 0.1 寸。每天用艾条温和灸1次，每次 15～20 分钟，每日 1 次，5 次为一疗程，以孕妈妈感觉温热但不灼痛为度，能帮助矫正胎位。

对策三：侧卧位纠正法

横位或枕后位可采取此法。就是孕妈妈在睡觉的时候采取让胎宝宝背部朝上的姿势，通过重力使胎位得以纠正，又或者之前习惯左侧卧的孕妈妈现在改为右侧卧，而原本习惯右侧卧者现在改为左侧卧。

具体做法是：侧卧，上面的脚向后，膝盖微微弯曲（见下图）。

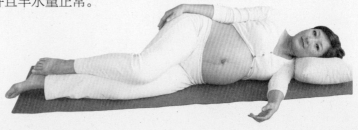

早产

早产是指怀孕满28周，但未满37周就把宝宝生下来了。早产的宝宝各器官发育得还不够成熟，独立生存的能力较差，称为早产儿。

· 早产可能对宝宝造成以下危害

1 早产儿各器官发育不成熟、功能不全，如宝宝的肺不成熟，肺泡表面缺乏一种活性物质，不能使肺泡很好地保持膨胀状态，导致宝宝呼吸困难、缺氧。

2 宝宝的吸吮能力差，吞咽反射弱，胃容量小，而且容易吐奶和呛奶。吃奶少，加上肝脏功能发育不全，容易出现低血糖。

3 体温调节功能弱，不能很好地随外界温度变化而保持正常的体温，多见体温低等。

· 应对策略

对策一：保证休息

孕妈妈要保证充足的睡眠，上班族孕妈妈还要注意工作强度，适时休息，不要给自己太大的压力。

对策二：避免感染

孕妈妈要避免感染，比如阴道感染、肠道感染、尿道感染等。

对策三：注意安全

孕妈妈不要进行长时间的逛街、远行等；家里擦地板不要使用肥皂水，更不宜在刚擦完的地板上走动。要穿舒适、防滑的鞋子。在下楼梯或者行走在不平的道路上时要注意安全。如果适逢雨雪天气，最好不要外出。

对策四：遵医嘱

听医生的话，认真做好孕期各项检查。

 马医生贴心话

警惕早产征兆

1. 早产的主要表现是子宫收缩，常伴有少量阴道流血或血性分泌物。

2. 如果宫缩变得比较频繁了，最初为不规则宫缩，逐渐发展到7~8分钟一次，即半小时有3~4次，还可能伴随腰酸、腰痛。这种有规律的且伴随疼痛的宫缩变得越来越频繁时，宫颈口会开大，这就是要早产了。

前置胎盘

胎盘负责合成和分泌激素，以及供应胎宝宝所需的营养。胎盘附着在腹侧就是胎盘前壁，附着在靠近后背的位置就是胎盘后壁，附着在子宫侧面就是子宫侧壁，这些位置都是正常的。

妊娠 28 周后，胎盘附着于子宫下段，甚至胎盘下缘达到或覆盖宫颈内口，其位置低于胎先露部，称为前置胎盘。

• 应对策略

对策一：别担心，很多前置胎盘可以慢慢长上去

妊娠 28 周前，胎盘几乎占据宫壁面积的一半。妊娠 28 周后子宫下段逐渐形成，原呈前置状态的胎盘可被动向上迁移而成正常位置的胎盘。大部分孕 28 周前的胎盘前置状态在生产前可以变为正常位置。

对策二：根据需要来决定是否卧床休息

如果没有出血或宫缩的症状，不需要绝对卧床。不过，也别同房，不要做特别剧烈的活动。

如果出现反复的阴道出血，伴有子宫收缩，就应该入院观察，遵医嘱卧床休息。

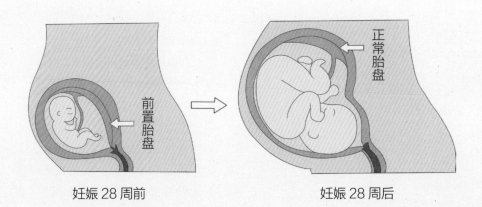

妊娠 28 周前　　　　　　　　　　　　　　妊娠 28 周后

孕期痔疮

孕期得痔疮主要是因为增大的子宫或妊娠期便秘使痔静脉回流受阻，引起痔静脉曲张。

• 应对策略

对策一：要坚持合理饮食

要多吃富含膳食纤维的蔬菜，如芹菜、韭菜等。饮食结构要均衡，注意粗细搭配，养成定时排便的好习惯。要预防便秘，否则用力排便会对血管施加压力，造成痔疮出血，使得痔疮加重。

对策二：每天锻炼，保持规律的作息

进行规律的盆底肌锻炼，如凯格尔运动，有利于改善盆底血液循环。

对策三：用特定的垫子缓解局部疼痛

买个痔疮缓和型坐垫，能有效缓解局部疼痛。

对策四：温水坐浴

由于痔疮会引起疼痛，每日可局部热敷2~3次，并轻轻按摩，这样有助于解除肌肉痉挛，从而减轻疼痛感。

对策五：定时排便

孕妈妈每天早上定时大便，且每次大便时间不要超过10分钟，有利于缓解痔疮。

对策六：按揉长强穴

长强穴位于尾骨端与肛门连线的中点处，孕妈妈可以让家人用食指和中指指腹用力按揉，以有酸胀感为度，从而促进直肠收缩，使大便通畅，以减轻盆腔压力，使痔静脉丛血流顺畅。

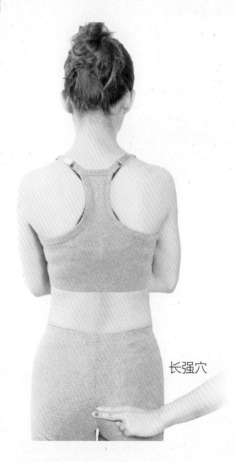

长强穴

尿频、漏尿

尿频、漏尿是很多孕妈妈都会遇到的尴尬情况。

孕妈妈体内代谢物增加，同时胎宝宝代谢物也需要孕妈妈排出体外，这样就会增加肾脏工作量，进而导致尿量增加；另一方面子宫逐渐增大和胎宝宝下移压迫到膀胱，导致膀胱容量减小，增加了小便的次数。尤其是到了孕晚期，由于孕妈妈盆底肌肉、括约肌都变得松弛，而子宫对膀胱的挤压更严重，导致孕妈妈有时候大笑、咳嗽、打喷嚏、弯腰时都会有少量的尿液渗出，甚至有时候刚上完厕所就发生漏尿。

· 应对策略

对策一：凯格尔运动

孕妈妈可以继续做凯格尔运动，能锻炼盆底肌肉，有助于增强其弹性，减少漏尿。

对策二：调整饮水时间

孕妈妈应及时调整饮水时间，白天适当多饮水，晚上少喝水，临睡前1~2小时内不要喝水。

对策三：及时排尿

平时孕妈妈一有尿意应及时排尿，不可憋尿，否则会影响膀胱的功能，不利于排尿的控制。

对策四：少吃利尿食物

尿频的孕妈妈应少吃利尿的食物，如西瓜、冬瓜、红豆等。

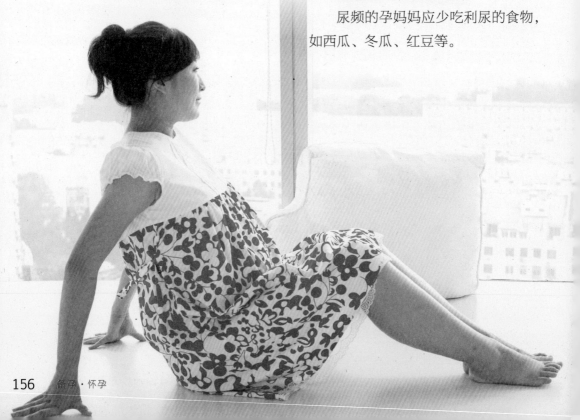

营养管理

总的原则

1 不要吃太多，控制体重增长。

2 孕晚期蛋白质的每日摄入量要增加至 85 克，蛋白质要以动物性食物为主要来源。

3 多食含铜量高的食物，预防胎膜早破；继续补钙和铁。

4 注意控制盐分和水分的摄入，预防水肿。

5 不要过量补充维生素；少吃或不吃易致敏食物。

需重点补充的营养

钙： 胎宝宝牙齿和骨骼钙化需要大量的钙，钙还有助于稳血压。

不饱和脂肪酸： 胎宝宝大脑细胞处于增殖高峰期，补充不饱和脂肪酸能促进大脑发育。

蛋白质： 母胎健康均需要足量蛋白质，孕晚期对蛋白质的需求很大。

铁： 储备足够的铁为生产做准备，预防缺铁性贫血。

维生素 B_1： 孕妈妈一旦缺乏维生素 B_1 容易出现呕吐、倦怠、疲劳等症状。

钾： 补钾有助于控制血压，可排出体内多余的钠。

控制体重增长

· 监控体重

60% 的多余体重是孕晚期猛增的结果。此时，胎宝宝的身体基本长成，孕妈妈在饮食上要讲究"少而精"。称体重是每天必做的功课，最好在晨起便后称，这可以有效提醒孕妈妈好好控制体重。这一阶段，孕妈妈的体重增长应控制在每周 500 克内。

· 孕晚期一天饮食这样吃

孕晚期每天需要比孕前增加蛋白质 30 克、钙 200 毫克、热量 450 千卡，应在孕前平衡膳食的基础上，每天增加 200 克奶，再增加鱼、禽、蛋、瘦肉共计约 125 克。

孕晚期一天食物建议量：谷薯类250～300克，粗粮不少于1/3；蔬菜类300～500克，其中有色蔬菜占2/3以上；水果类200～400克；鱼、禽、蛋、肉类（含动物内脏）每天总量200～250克；牛奶300～500克；大豆15克，坚果10克；烹调油25克，食盐不超过6克。

补充不饱和脂肪酸

脂肪分为饱和脂肪酸、不饱和脂肪酸。不饱和脂肪酸中的亚油酸和 α -亚麻酸是人体必需脂肪酸，只能从食物中获取。它们除了给予孕妈妈足够的体力支持，还有助于胎儿的大脑发育和神经系统的完善，能促进维生素A等脂溶性维生素的吸收，对视网膜的发育也有好处。孕中晚期胎儿大脑神经元分裂和成熟很快，对不饱和脂肪酸需要量非常大。

· 不饱和脂肪酸的推荐摄入量

孕期每日脂肪的摄入量应占总热能的20%～25%，其中必需脂肪酸应占总热能的2%。饱和脂肪酸、单不饱和脂肪酸、多不饱和脂肪酸的摄入比例应为1：1：1。

· 要调整不饱和脂肪酸和饱和脂肪酸的比例

主要存在鱼、去皮禽肉、坚果等中
对健康有益，有助于调节血脂，但并不是多多益善，摄入过多会增加总热量。

主要存在畜肉、动物内脏等中
进食过多会导致胆固醇过量，造成血脂升高，引发肥胖、动脉硬化等疾病。但日常饮食中是无法完全避免摄入的，只要将摄入量控制在合理范围内，并不会影响健康。

注：反式脂肪酸对健康毫无益处，应减少和避免摄入。反式脂肪酸主要存在于人造奶油、起酥油、煎炸油中，可以使食物酥、口感好，普遍被运用到面包、饼干中。

第6节

运动管理

这个时期的运动原则

1 活动四肢时，不可用力过猛。

2 孕妈妈可将运动分几次完成，间歇性练习既能保证充足的休息，也可有效改善不适症状。

3 运动前最好排空膀胱，使身体处于放松状态，这样可以最大程度促进血液循环，更好地改善腰背痛、四肢痛。

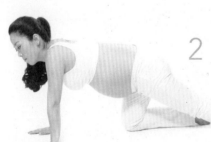

注意事项： 孕妈妈如果觉得单手手臂支撑上身的压力过大，也可以前臂弯曲，用肘部着地来作为支撑。由于孕期胎盘分泌松弛素，会使韧带松弛，如果孕妈妈感觉到手腕或脚踝酸胀，用不上力，就不要做这个动作了。

合适的项目

· **腰部伸展运动**

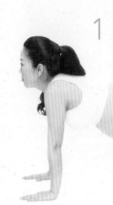

1 孕妈妈双膝着地，双手掌心朝下撑于地上，使身体呈卧弓式。

2 双手、右腿不动，伸直左腿，使左脚背着地。

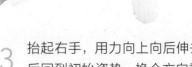

3 抬起右手，用力向上向后伸去，然后回到初始姿势。换个方向重复上述动作。左右交替各做5~10次。

·产道肌肉收缩运动

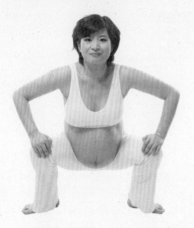

1 双腿分开呈下蹲状，双手放于膝盖上。

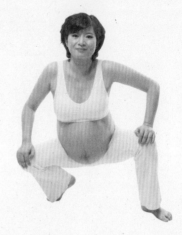

2 保持下蹲姿势，双手不动，然后抬起左脚向前迈一小步，右脚抬起脚后跟，注意身体重心的变化，以保持身体平衡。

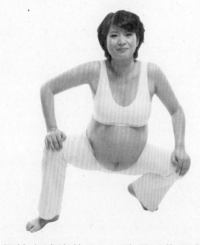

3 保持上述姿势 2~3 秒后，收回左脚，恢复原状，然后换右脚做同样的动作。交替重复上述动作 5~10 次即可。

注意事项：双腿分开到舒适的宽度，扶住椅子或一个把手，尽量向下深蹲并保持 1 分钟，也有助于锻炼大腿及盆部肌肉，促进胎儿入盆，从而帮助缩短产程。

马医生贴心话

锻炼产道肌肉的其他方式

1. 孕妈妈仰卧，双腿高抬，双脚抵住墙，然后双腿用力向两边分开，这是一种很简单的产道肌肉锻炼方法。

2. 孕妈妈平坚持做凯格尔运动，也可以起到锻炼产道肌肉的作用。

3. 孕妈妈睡觉时采取侧卧姿势，在大腿中间夹一个枕头，也有助于增强会阴部肌肉的弹性。

推荐食谱

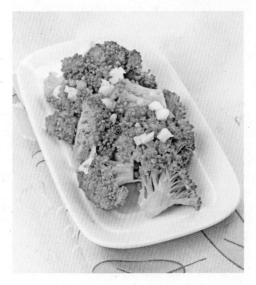

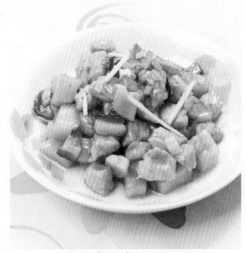

蒜蓉西蓝花

材料　西蓝花 400 克，大蒜 20 克。

调料　盐 4 克，植物油适量。

做法

1. 西蓝花洗净，掰成小朵，沥干。

2. 蒜去皮，洗净，剁为蒜蓉。

3. 锅置火上，放油烧热，放入蒜蓉爆香。

4. 加入西蓝花略炒，加盐调味，放少许水，炒至变软即可。

推荐理由

西蓝花富含丰富的维生素 C 和花青素，具有抗氧化能力，可以提高孕妈妈的抵抗力，促进胎宝宝的生长发育。

鸡丁烧鲜贝

材料　鸡肉 200 克，鲜贝 150 克，鸡蛋 1 个，冬笋 15 克，鲜香菇 2 朵。

调料　葱末、姜丝、盐、料酒、水淀粉、植物油各适量。

做法

1. 鸡肉洗净，切小丁；冬笋、香菇洗净，分别切丁；鲜贝切开，焯烫。

2. 鸡蛋取蛋清，加水淀粉调成稠糊，倒入鸡丁中抓匀；锅内放适量油，烧至五成热时倒入鸡丁，炒到八成熟时盛出。

3. 锅内留少许油，加葱、姜炝锅，放入冬笋丁、香菇丁、鲜贝翻炒，再放盐、料酒、适量水，待开锅后，加入鸡丁，翻炒几遍，用水淀粉勾芡即可。

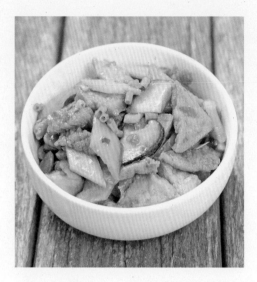

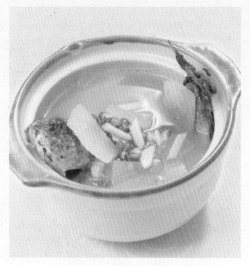

家常豆腐

材料 豆腐 400 克，猪五花肉 100 克，鲜香菇、冬笋各 50 克，青椒少许。

调料 葱花、姜片、蒜片各 5 克，料酒、盐、白糖、酱油各 3 克，豆瓣酱 10 克，胡椒粉 1 克，高汤 20 克，水淀粉 15 克，植物油适量。

做法

1 将豆腐洗净，切三角片，放油锅中煎至金黄色，捞出；五花肉洗净，切片；鲜香菇洗净，去蒂切片；冬笋洗净，切片；青椒洗净，切片。

2 锅内倒油烧热，放入肉片煸炒，加香菇片、冬笋片稍煸，放入豆瓣酱、葱花、姜片、蒜片炒香，再放入料酒、盐、白糖、酱油、胡椒粉、高汤烧开，倒入豆腐烧至软嫩入味，放入青椒片，待汁渐稠，用水淀粉勾芡即可。

推荐理由 ————

这道菜富含蛋白质，能改善孕妈妈的免疫力。

冬瓜鲫鱼红豆汤

材料 红豆 50 克，冬瓜 200 克，鲫鱼 1 条。

调料 姜片 10 克，盐、植物油各适量。

做法

1 红豆洗净，用冷水浸泡 4 小时以上；冬瓜洗净，去皮切片。

2 鲫鱼收拾干净，放进油锅中微煎，煎至两面微黄即可。

3 将煎好的鲫鱼和红豆、冬瓜、姜片一起放入砂锅，放适量清水，以没过材料为准，大火煮沸后改小火慢炖 2 小时，加入盐调味即可。

推荐理由 ————

红豆有祛湿消肿、养颜解毒的功效；冬瓜能利尿消肿、解暑气，鲫鱼也是健脾除湿的好食材。三者搭配一起熬汤，祛湿利尿的功效更佳，非常适合有孕期水肿的孕妈妈食用。

第10章

孕9月
（孕33～36周）

胎儿发育日趋成熟，做好分娩准备

胎宝宝的变化

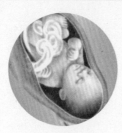

第33周

有的胎宝宝已长出了一头胎发。女宝宝的大阴唇已明显隆起，左右紧贴并覆盖生殖器，这标志着外生殖器发育彻底完成；男宝宝的睾丸很可能已经从腹腔下降到阴囊，但是也有个别胎宝宝的睾丸在出生后才降入阴囊。

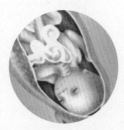

第34周

这时的胎宝宝会快速增重，皮下脂肪越来越多。指甲平齐指尖，皮肤看上去浅红光滑。胎宝宝的头转向下方，头部进入骨盆，但该姿势并没有完全固定，还有可能发生变化。目前，胎宝宝的头骨现在还很柔软，而且骨头之间还留有空隙，这种可松动结构可以使其在经过相对狭窄的产道时有伸缩性，有利于分娩的顺利进行。

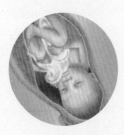

第35周

现在的胎宝宝越长越胖，小胳膊、小腿看上去肉乎乎的，由于血管接近皮肤表面，皮肤看上去粉嘟嘟的。小耳朵也已经足够灵敏，非常喜欢听妈妈对他说话。胎宝宝的两个肾脏已经发育完全，肝脏也可以自行代谢一些废物了。尽管胎宝宝的中枢神经系统尚未发育完全，但是现在他的肺部发育已基本完成。

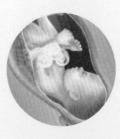

第36周

到本周末，胎宝宝约重2500克，身长接近45厘米了。覆盖在身上的绒毛和胎脂开始脱落。而且胎宝宝会吞咽这些脱落的物质，以及其他分泌物了，这些将积聚在肠道里，出生后作为胎粪排出体外。胎宝宝面部的褶皱也消失了，指（趾）甲已达指（趾）端。现在如果胎宝宝迫不及待想出生的话，出生后可以啼哭和吸吮，存活率很高。

孕妈妈的身体变化

1　本月子宫底高度达到剑突下2横指。

2　由于子宫变大、血液量持续增加等原因，心悸、气喘等困扰在这一时期达到顶峰。

3　因宝宝长大了，胎头压迫膀胱，所以孕妈妈会出现尿频、漏尿等不适。

4　孕妈妈的身体要开始为生产做准备了，所以耻骨等部位可能会感觉疼痛。

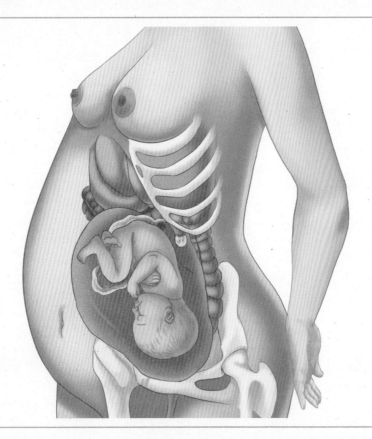

第3节

需要做的检查

产检项目一览表

检查项目	检查目的
B 超	监测胎儿的健康情况，评估胎儿体重
胎心监护	动态监护胎儿 20 分钟内活动情况
内诊	了解骨盆出口的情况是否适合顺产
心电图	判断心脏能否承受生产压力的主要依据
体重检查	超标或过低都不好
血压检查	是否患有妊娠期高血压
尿常规	了解泌尿系统情况
多普勒听胎心音	了解胎宝宝心跳情况
测量宫高、腹围	了解胎宝宝生长情况
胎位	检查有无胎位不正
B 族链球菌筛查	检查是否感染 B 族链球菌
肝功能	检查肝功能是否受损，是否有急（慢）性肝炎等肝脏疾病的初期症状
血清胆汁酸	32~34 周，怀疑妊娠肝内胆汁淤积症的孕妇需要做这个检查

B 超

在孕 33～34 周，医生会再给你做一次 B 超检查。这次的 B 超检查结果主要用于评估胎儿有多大，观察羊水多少和胎盘功能，以及胎宝宝有没有出现脐带绕颈。如果有羊水过少、胎儿发育迟缓现象，需结合临床再考虑是否继续妊娠。

孕妈妈在临产前，产科医生会通过四步触诊法，检查孕妈妈的宫高、腹围及胎产式、胎先露、胎方位、胎先露是否衔接；通过 B 超测量出胎宝宝头有多大、腿有多长，还会测量头围和腹围。产科医生根据触诊结合 B 超检查可以大致估算出胎宝宝的体重，但是也存在误差，误差在 250 克以内。太重的宝宝会造成分娩困难。如果胎儿目前就比较重了，医生会建议孕妈妈控制饮食、控制体重。

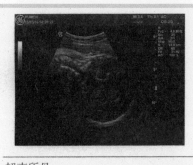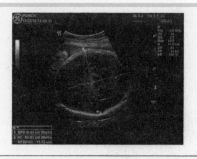

超声所见：

胎头位于耻上

双顶径9.4cm，头围33.8cm，腹围34.4cm，股骨长7.6cm   3385-3554g

胎盘右前壁

羊水　 4.1 | 1.5
　　　 --|--　 cm
　　　 2.8 | 1.3

胎心规律。

脐动脉S/D<3。

因孕周及体位影响，部分心脏切面、肢体、颜面部、腹壁脐带入口处显示欠清。

超声提示：

宫内晚孕，头位

注：上图的 B 超报告单中，医生给胎儿估重为 3385～3554 克。小宝贝出生的体重是 3570 克，相差不多，在误差范围内。

胎心监护

　　孕 34 周后，孕妈妈去医院产检时要做胎心监护，目的是通过监测胎动和胎心率来判断胎儿在母体内的状况是否正常。胎心监护每次最少 20 分钟，需要详细记录下胎宝宝的活动情况。正常情况下，孕妈妈是在 34 周左右做第一次胎心监护，有合并症或并发症的孕妈妈可以从孕 28 ~ 30 周开始做胎心监护。

· 怎样做胎心监护

　　胎心监护是通过绑在孕妈妈身上的两个探头进行的，一个绑在子宫顶端，是压力感受器，其主要作用是了解有无宫缩及宫缩的强度；另一个放置在胎儿的胸部或背部，进行胎心的测量。仪器的屏幕上有胎心和宫缩的相应图像显示，孕妈妈可以清楚地看到胎宝宝的心跳。另外还有一个按钮，当孕妈妈感觉到胎动时，可以按压按钮，机器会自动将胎动记录下来。胎心监护仪将胎儿的心跳依次描记在图纸上以显示胎心基线变化。胎心基线在一定范围内，表示胎心中枢神经调节、自主神经调节和心脏传导功能良好，胎心有一定的储备力。

　　在胎心监护中，胎心过快或过慢都可能是有问题的表现。但是一般性的伴随胎动的胎心过快不能说明胎儿出现了什么问题，往往是胎心过慢风险更大，提示胎儿可能面临缺氧，需要医生及时进行处理。

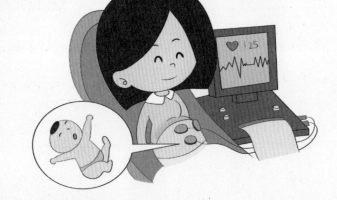

· 做胎心监护时要让胎宝宝醒着

　　做胎心监护时，胎宝宝要处于醒着的状态，这样对监测更加有利。孕妈妈可以轻微抚摸腹部，也可在做胎心监护前的 30 分钟吃点巧克力或甜点，以唤醒胎宝宝。

内诊

内诊检查一般在孕35~36周进行，主要是了解骨盆出口的宽度是否适合顺产，同时也希望能刺激子宫颈早点成熟，促进产兆出现，以免发生过期妊娠。

· 内诊检查前的准备

1 做内检前一天的晚上，孕妈妈要将自己外阴部清洗干净（用清水冲洗即可，洗液有可能掩盖阴道存在的病患）。

2 换上干净的内裤、易穿脱的衣裤。

3 内检前，应该排空膀胱。

· 做内诊检查的过程

1 医生会事先在检查床上铺好清洁的一次性臀垫。

2 孕妈妈脱掉一条裤腿（一般脱左腿），仰卧平躺，分开双腿，将双腿放置于腿架上，充分曝露会阴，等待检查。

3 医生会将一只手的手指插入阴道，另一手置于腹部上方，以检查子宫颈位置、大小、形状、软硬度及有无破水。

马医生贴心话

如有少量出血也没关系

如果内检时发现有少量出血，可能是宫颈的炎症引起的，没有太大问题，不会伤害到胎宝宝，因此不用太紧张。出血后用纱布压一压就好了。

测量骨盆前，孕妈妈应排空膀胱，身体放松下来。

可能出现的问题及应对

脐带绕颈

脐带是连接胎儿与胎盘的条索状组织，胎儿借助脐带悬浮于羊水中。胎儿脐带绕颈的发生率为 20%～25%，如果脐带绕颈松弛、对胎儿血循环没有造成影响，就不会给胎儿带来危害。在分娩过程中，胎头下降，会使脐带绕颈过紧、脐血管受压，胎心监护会有所体现，可以间接反映宝宝是否缺氧，能否耐受分娩。也存在有的胎儿脐带绕颈 2 圈或 3 圈，但是出生后很健康的情况。

应对策略

对策一：监测胎动

脐带绕颈过紧，胎儿会出现缺氧，而胎动异常是缺氧的最早表现。孕妈妈可在家中每天进行 2 次胎动自我监测，以了解胎宝宝的宫内情况，发现问题及时就诊。

对策二：保证休息

加强围产期的保健，生活规律，保证充足的休息。

对策三：饮食合理

远离烟酒，避免进食没有熟透的、辛辣刺激性的食物。

对策四：运动有度

运动时动作宜适度、轻柔；运动胎教不可过于频繁，时间不宜过长，以 10～15 分钟为宜。

 马医生贴心话

脐带绕颈还能顺产吗？

当 B 超发现脐带绕颈，很多孕妈妈担心会不会影响顺产。一般情况下，脐带绕颈不影响分娩方式，除非缠绕非常紧或分娩过程中出现异常，则有可能需要改成剖宫产。胎儿脐带绕颈，使得很多准妈妈惶恐不安，其实脐带绕颈就像我们脖子上围了一条松松的围巾一样，只是套在那里，一般情况下不会对胎儿造成损伤。所以，做好胎心监护，听医生安排就行，不用过于担心。

顺产 or 剖宫产

· 顺产、剖宫产利弊分析

顺产

利	弊
恢复快，有利于母乳喂养；产后后遗症少；能锻炼宝宝的肺功能和平衡力；较节约开支。因此，如果孕妈妈各方面条件比较好，医生会鼓励孕妈妈尽量选择顺产。	1. 产程长，分娩过程中比较痛苦。 2. 容易造成阴道松弛、盆底肌损伤、产后感染。 3. 胎宝宝容易在分娩过程中出现意外，比如脐带绕颈窒息、胎粪吸入综合征。 4. 如有胎位不正容易造成难产，危及母子生命。

剖宫产

利	弊
1. 如果孩子个头太大、胎位不正、出现窒息等，无法通过顺产分娩，剖宫产是挽救胎宝宝生命的最佳选择。 2. 分娩过程较为轻松，手术过程时间短。 3. 不会造成孕妈妈阴道松弛。 4. 做剖宫产手术的同时可以做其他腹腔手术，比如子宫肌瘤等可一并处理了。	手术出血多，易感染，创伤面大；产后容易出现并发症；疼痛和恢复时间较长；宝宝未经产道挤压，湿肺的发生率高于顺产的宝宝；宝宝发生运动不协调的概率高。

· 哪些情况下顺产比较好

　　正常情况下，孕妈妈应该采用自然分娩的方式，这样不仅符合自然规律，且自然分娩的妈妈腹部无伤口、身体恢复快，自然分娩的宝宝有较强的抵抗力，同时自然分娩对宝宝的肺部、大脑、神经、感觉系统都有好处。将来有意想要生二胎的孕妈妈，头胎最好选择顺产。与剖宫产相比，头胎顺产的妈妈恢复更快；而头胎剖宫产后的瘢痕子宫，加大了胚胎在瘢痕处着床、凶险性前置胎盘、胎盘早剥等风险。

哪些情况需要进行剖宫产

孕妈妈

· 骨盆狭窄或畸形

· 有软产道的异常，如梗阻、瘢痕、子宫体部修补缝合及矫形等情况

· 患严重的妊娠期高血压疾病，无法承受自然分娩的高龄产妇

· 前置胎盘或胎盘早剥

· 有严重的妊娠合并症，如合并心脏病、糖尿病、慢性肾炎等

胎宝宝

· 胎儿过大，导致无法顺利通过产道娩出

· 胎儿出现宫内缺氧，或者分娩过程中缺氧，短时间不能顺利分娩

· 胎位异常，如横位、臀位，尤其是胎足先入盆、持续性枕后位调整失败等

· 产程停滞，胎儿从阴道娩出困难

· 多胞胎

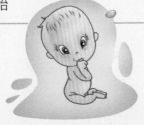

剖宫产妈妈比较关心的几个问题

1 高龄初产妇一定要剖宫产吗？

　　35岁以上的高龄初产妇，如果诊断出患有妊娠合并症，需要进行剖宫产。健康的高龄初产妇，只要孕期注意饮食、运动、体重，保证按时产检、监测血压等，是可以进行顺产的。

2 二胎妈妈是顺还是剖？

　　二胎孕妈妈如果第一胎是顺产，第二胎分娩时要根据胎宝宝体重等综合情况决定分娩方式。如果第一胎是剖宫产，第二次怀孕需要在综合评估孕妈妈的身体、胎儿的大小等状况，并参考前一次剖宫产的原因及方式的基础上做出选择。如果第一次剖宫产是因为骨盆狭窄，那么第二次也要采用剖宫产。如果第二次怀孕与第一次剖宫产时间间隔2年以上，子宫已经完全愈合，且不存在其他因素的影响，第二胎也有顺产可能。

3 双胞胎妈妈顺产概率有多大？

　　双胞胎孕妈妈剖宫产的概率比较高，但是如果胎位合适、孩子体重适合是有顺产可能的，并且医生也会鼓励孕妈妈进行顺产。顺产时通常一个胎儿出生后，另一个会间隔20分钟左右出生。但是如果不具备顺产条件就要采取剖宫产。

准备分娩

了解产程知识

自然分娩一般分为三个阶段，从规律性子宫收缩开始到胎儿、胎盘娩出的全过程称为"总产程"，总产程分为三个阶段，即三大产程。

第一产程：指从规律宫缩开始到宫颈口开全的阶段，一般不超过 20 小时。这个时候孕妈妈不要过分消耗体力，均匀呼吸，在阵痛的间隙休息、吃点东西。

第二产程：指从宫颈口开全到胎宝宝娩出的阶段，一般需 1 小时左右，最长不超过 3 小时。这个时候，要把该使的劲儿都使上，用尽全力，屏气使劲。宫缩的时候正确用力，宫缩过后及时放松。

第三产程：指从胎宝宝娩出到胎盘娩出的阶段，一般需 5 ~ 15 分钟。这个时候不要过于用力，产后 24 小时严密观察出血量。

分娩前的物品准备

现在，孕妈妈就要开始为生产住院准备各类物品了，包括妈妈用品、宝宝用品、办理入院的重要物品及出院物品。准备的物品并非多多益善，而是要合理规划，避免浪费。在这里，以北京协和医院为例给大家推荐需要准备的住院分娩物品。

宝宝用品	· 润肤油，护臀霜 · 柔湿巾（80 ~ 100 片） · 小毛巾（2 ~ 3 条） · 纸尿裤（30 ~ 40 片） · 吸奶器（可生产后准备）
妈妈用品	· 洗漱用品，梳子，餐具，水杯，吸管（弯头） · 一次性便盆，2 包夜用加长型卫生巾，3 卷卫生纸 · 换洗内裤，防滑拖鞋 · 少量食品，适量洗净的水果，巧克力若干（建议小块包装） · 产妇入院前应剪短指甲，指甲过长容易划伤宝宝
所需证件	· 医保卡，就诊卡 · 身份证，准生证 · 《母子健康手册》 · 住院押金（卡或现金，至少 5000 元）
出院用品	· 宝宝衣服，小帽子，新生儿包被（1 米左右），毛巾被（夏天），棉被（冬天） · 妈妈根据季节带好合适的衣服（也可出院时让家人带来）

营养管理

总的原则

1 饮食以量少、丰富、多样为主，要少食多餐，以减轻胃部不适。

2 每周吃 1~2 次菌藻类食物。

3 适当吃些富含维生素 B_1 的食物。

4 在医生指导下服用营养补充剂，如 DHA、钙剂、铁剂等。

需重点补充的营养

钙、维生素 D： 胎宝宝的骨骼继续发育，需要大量的钙和维生素 D，也要储存大量的钙为出生做准备。

铜、锌： 缺锌、缺铜会增加分娩的难度，胎宝宝的发育也需要这些营养素。

膳食纤维： 逐渐增大的子宫会压迫孕妈妈的肠胃，容易引发便秘，多摄入膳食纤维可防便秘。另外，膳食纤维有较强饱腹感，有助于控制食量，避免胎儿长得过大。

根据胎儿体重调整饮食

· 胎儿过重怎么办

孕晚期是孕妈妈体重增长较快的阶段，一不小心就容易发展成胖妈妈，胎宝宝也容易长得太快。临近分娩，孕妈妈要储存足够营养的同时，还要防止体重疯长。

· 应对策略

对策一：少食多餐

孕晚期，在保证胎宝宝生长发育的同时又不能让胎宝宝长得太胖，以免胎儿太大影响分娩的顺利进行。

孕妈妈可以少食多餐，增加每天进餐的次数，增加副食的种类，这样能保证各种营养素均衡摄入，又能满足热量的需要。

对策二：细嚼慢咽

细嚼慢咽可使食物在进入胃之前进行初步的消化，有利于保护胃黏膜。进食过快不仅会加重胃肠道的消化负担，容易导致胃炎和胃溃疡，还容易进食过多，使体重增加过多。

对策三：更换就餐顺序

1 水果。将水果作为正餐的一部分，在正餐之前先进食水果泥可以减少总热量，还能促进水果中一些脂溶性维生素的吸收。

2 喝汤。孕妈妈在孕晚期消化功能减弱，正式进餐前先喝点汤，可以起到润滑肠道的作用。

3 蔬菜类菜肴和主食。蔬菜能提供丰富的膳食纤维和维生素，还可以先把胃填个半饱，有助于减少肉类等的摄入；主食搭配蔬菜类一起吃，可以减缓餐后血糖升高的速度，主食推荐全谷类、杂豆类。

4 鱼虾、肉类菜肴。吃完主食再吃适量的肉，可以补充蛋白质，又能避免吃肉过量、摄入脂肪过多。

胎儿过轻怎么办

如果孕妈妈营养不良，会导致胎儿贫血、低体重。出生时的低体重会造成孩子以后抵抗力低。因此，孕妈妈要抓紧在孕晚期补充营养，让孩子的体重能够达标。

· 应对策略

对策一：多吃高蛋白食物，加强营养

蛋白质是构成胎宝宝心脏、肌肉、大脑的基本物质，胎宝宝的生长发育离不开蛋白质。胎盘和乳房等组织的增长都需要蛋白质，蛋白质还能促进产后乳汁的分泌。

如果孕妈妈摄入蛋白质不足会造成胎宝宝生长发育迟缓、出生体重过轻等，严重的还会影响宝宝智力。因此，胎儿体重过轻的孕妈妈要多吃高蛋白食物，加强营养。

优质蛋白质	**大豆及豆制品**：豆浆、腐竹、豆腐、豆腐皮等
	鱼虾、肉类：瘦畜肉，去皮禽肉，各类鱼、虾
	蛋类：鸡蛋、鸭蛋、鹌鹑蛋
	奶及奶制品：牛奶、奶酪、酸奶
非优质蛋白质	**谷物**：大米、小米、薏米、燕麦、荞麦等
	杂豆类：红豆、绿豆、鹰嘴豆等

对策二：均衡膳食

孕妈妈要储备胎宝宝出生所需的营养以及自身分娩要消耗的热量，因此，如果胎儿体重过轻，这个阶段孕妈妈就要加强营养。

食材要巧搭配、常换样。一天的膳食要尽量达到荤素搭配、多种颜色搭配、粗细搭配。

第6节

运动管理

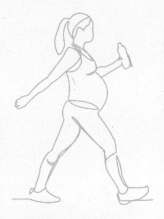

这个时期的运动原则

1. 以柔和舒缓为主，调整运动强度，减少运动次数和运动时间。孕妈妈要注意自己身体的耐受力，不要勉强做比较困难的动作，避免身体疲劳。

2. 进行针对性运动调整。对身体出现明显不适部位，如腰背疼痛、腿脚水肿、耻骨疼痛等，孕妈妈宜在医生的指导下进行相关运动，以缓解不适。

合适的项目

·散步

散步可采用步行六步法，安全、有效、循序渐进，有助于加强步行运动效果。

1. 轻松地走。以最简单的轻松走，即"散步溜达"开始。

2. 在散步溜达的基础上，迈开腿，适当加大步伐。

3. 增大步伐的同时尝试增大上臂摆动幅度。

4. 有意识地让步伐与呼吸相配合，以呼吸带动步伐。做到"两步一呼，两步一吸"，即吸一口气走两步，让步行更快，让呼吸慢慢深长。

5. 在步行中，配合上肢拉伸运动，比如扩胸运动、振臂运动、肩绕环、双臂侧平举等上肢拉伸运动。

6. 在步行中，增加上肢负重运动，可以手拿两瓶250毫升的矿泉水或同等重量的哑铃或腕绑沙袋，从摆臂开始，逐渐配合扩胸和肩绕环等动作。

注意事项： 这个六步法，就是在孕妈妈平常散步的基础上，再慢慢加大步幅，每一步以50~60厘米的步幅往前走。然后进行深而缓的呼吸，达到有效的气体交换，锻炼孕妈妈的膈肌。再加上一些上臂的运动，如振臂、肩绕环等。这样边走边做上臂运动，就是把有氧运动延伸为混氧运动，同时做了一系列的肌肉锻炼。在单位时间内，通过一段时间的步行，达到有效的心肺和肌肉功能锻炼。

推荐食谱

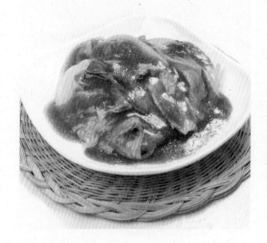

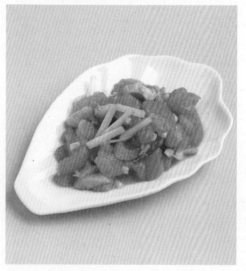

蚝油生菜

材料 生菜 300 克。

调料 蚝油 15 克，葱末、姜末、蒜末、生抽各 3 克，水淀粉、植物油各适量。

做法

1 生菜洗净，撕成大片，焯熟，控水，盛盘。

2 油锅烧热，爆香葱末、蒜末、姜末，放生抽、蚝油和水烧开，用水淀粉勾芡，浇盘中即可。

推荐理由

生菜富含膳食纤维和维生素 C，常吃生菜可以预防孕晚期便秘，还有改善免疫力的功效。

番茄炒扇贝

材料 扇贝肉 240 克，小番茄 150 克。

调料 盐 3 克，葱段、蒜末各 10 克，植物油、料酒各适量。

做法

1 扇贝肉洗净，用盐和料酒腌渍 5 分钟，洗净；小番茄洗净，一切为二。

2 锅置火上，倒入植物油烧至三成热，放入扇贝肉和小番茄滑熟，捞出控油。

3 锅留底油烧热，爆香葱段，放入扇贝肉、小番茄翻炒，加盐，撒蒜末即可。

推荐理由

扇贝中的锌、蛋白质含量很高，锌可以促进胎宝宝大脑发育，搭配番茄炒食，还有增进食欲的作用。

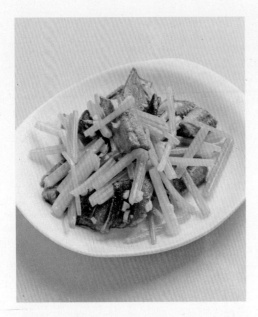

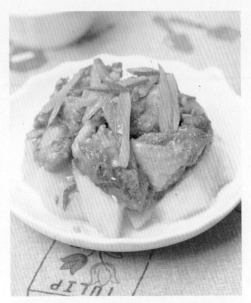

芹菜炒鳝丝

材料 鳝鱼 150 克，芹菜 200 克。

调料 葱末、姜末、蒜末各适量，料酒、酱油各 5 克，香油、盐各 2 克，植物油适量。

做法

1 芹菜择洗净，切段；鳝鱼收拾干净，切段，焯水，捞出备用。

2 锅内倒油烧热，倒入姜末、蒜末、葱末、料酒炒香，倒入鳝鱼段、酱油翻炒至七成熟，倒入芹菜段继续翻炒几分钟，加盐、香油调味即可。

推荐理由 ————————

这道菜含优质蛋白质、维生素，可促进胎儿脑部发育、增强孕妈妈体质。

土豆蒸鸡块

材料 净土鸡 200 克，土豆 300 克，青椒丝、红椒丝各 10 克。

调料 盐 2 克，姜片 5 克，老抽、豆瓣酱、米粉各 10 克，植物油、胡椒粉各适量。

做法

1 土鸡剁成小块，放入大碗中，用姜片、盐、老抽腌渍 1 小时，加豆瓣酱、米粉和少量植物油拌匀；土豆洗净，去皮，切成滚刀块。

2 将鸡块在下、土豆块在上放入大碗中，上笼蒸 30 分钟，熟后反扣在盘中，撒上适量胡椒粉、青椒丝、红椒丝即可。

推荐理由 ————————

土豆含有大量的膳食纤维，能帮助孕妈妈防止便秘；鸡肉富含优质蛋白质、不饱和脂肪酸，能够帮助孕妈妈增强体力。

第11章

孕10月（孕37～40周）
亲爱的宝宝，欢迎你的到来

胎宝宝的变化

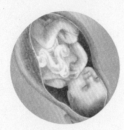

第37周

37 周到 41 周出生的新生儿都可以称为足月儿。现在，胎宝宝的头已经完全降入骨盆，如果此时胎位不正的话，胎宝宝自行转正胎位的概率就已经很小了。如果在产检过程中发现有胎位不正的情况，应听从医生的分娩建议。

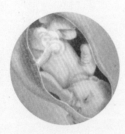

第38周

本周的胎宝宝会整个蜷缩起来，头朝下，变成准备出生的姿势。由于胎宝宝入盆了，孕妈妈对胎动的感受不如以前明显。胎宝宝会经常练习吸吮、呼吸、眨眼、踏步、转头、吮拇指、握拳、手指交叉紧握等各种动作。

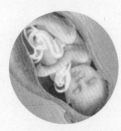

第39周

胎宝宝现在还在继续长肉，以便为出生后的体温调节来进行脂肪储备。一般情况下，男孩比女孩的平均体重略重一些。在这一周，胎宝宝最后的皮脂开始消退。现在，这个小家伙各个器官已经发育得很成熟了，已经做好了出生的准备。

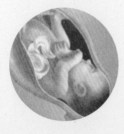

第40周

本周末，胎宝宝的体重已经约 3400 克了，身长大约在 50 厘米。男宝宝的睾丸位于阴囊，女宝宝的大小阴唇也发育好了。身上的皱纹已消失，皮肤呈现淡红色，指甲和头发也会继续生长。出生后哭声响亮，吸吮能力强，能很好存活。

第2节

孕妈妈的身体变化

1　本月子宫底高度回到脐与剑突之间。

2　因胎宝宝下降至骨盆内，胎动变少了。

3　虽然胃的压迫感减小了，却更加压迫膀胱，导致尿频加剧。

4　白带有所增多，子宫口变软，为分娩做准备。

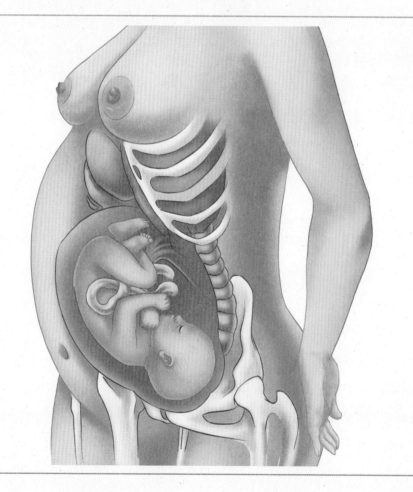

需要做的检查

产检项目一览表

检查项目	检查目的
内诊	检查骨盆的大小和形态是否正常,以预测分娩时胎儿能否顺利通过
胎心监护	动态监护胎儿20分钟,了解宫内情况
胎动	监测胎儿的安全
体重检查	体重超标或过低都不好
血压检查	是否患有妊娠期高血压
尿常规	了解泌尿系统情况
多普勒听胎心音	了解胎宝宝心跳情况
测量宫高、腹围	了解胎宝宝生长情况
胎位	检查有无胎位不正
产科超声	监测胎儿的健康情况,评估胎儿体重
宫颈检查(Bishop评分)	评估宫颈成熟度

胎动监测

孕晚期对胎动的严密监测就是监护胎宝宝的生命安全。

不同阶段的每日胎动次数不同。孕28~32周,胎动最频繁;孕晚期,尤其是临近产期的孕38周后,胎动幅度、次数有所减少,孕妈妈感觉为蠕动。孕妈妈应该以24小时为一个周期,来观察宝宝的胎动是否正常。

一般来说,早晨胎动最少,下午和晚上胎动较活跃。每天要坚持数胎动3次,早、中、晚各1次,每次1小时,1小时胎动3~5次就能表明宝宝情况良好,晚上每小时胎动常为6~10次。

当胎动的规律出现变化,胎动次数明显少于或超出正常胎动次数时,要格外小心。如果发现胎宝宝的胎动次数明显异于平时,比如1小时胎动次数少于3次,应再数1小时,如仍少于3次,应立即去医院做进一步检查。

骨盆测量

·为什么要做骨盆测量

骨盆测量是为了检查骨盆的大小和形态是否正常，以预测分娩时足月胎儿能否顺利通过，它是决定分娩方式的重要指标。因为产道的顺畅与否直接关系到孕妈妈和胎儿的安危，是整个分娩准备中与先天素质密切相关的内容，可以帮助孕妈妈预防因骨盆过于狭窄而引起的难产，所以医生会对孕妈妈进行骨盆测量。

·骨盆测量的分类

骨盆测量分为外测量和内测量两种，主要是测量孕妈妈骨盆入口和出口的大小。医生会先为孕妈妈进行骨盆外测量，如果骨盆外测量各径线或某径线结果异常，会在孕晚期进行骨盆内测量，并根据胎儿大小、胎位、产力等决定分娩方式。骨盆内测量是医生用食指和中指伸到孕妈妈的阴道内，触碰阴道两侧的骨性标志物。

·骨盆偏小不是必须剖宫产

孕妈妈在产检时，医生会建议用超声波、内检来检测骨盆与胎儿头围大小，并判断胎儿是否能顺利从产道娩出。如果孕妈妈的骨盆与胎儿头围大小相差较多，大多会被建议剖宫产，以免胎儿卡在产道内。但是，胎儿的头骨不像成人头骨那样紧密地连在一起，胎儿前额和后脑处的头骨并未接合，所以会形成两处松软的地方，就是囟门。囟门给予胎儿头颅重塑的空间，保证胎头可以受压变形以顺利通过产道。所以，骨盆比较小的孕妈妈可以先尝试自然分娩，实在不行再选择剖宫产。

妈妈经验谈

做骨盆内测量时要学会放松

有些孕妈妈在做骨盆内测量时，会感觉不舒服，甚至疼痛。医生给孕妈妈做骨盆内测量时，孕妈妈要学会放松，以减轻疼痛感，因为越紧张，医生的操作就越困难，孕妈妈的痛苦就越大，测量需要的时间也越长。孕妈妈可以先做深呼吸，同时放松腹部肌肉，在测量时不要大喊大叫，也不要把臀部抬得很高，以免增加测量难度。

胎心监护

胎心反映的是胎儿在宫内的状态，一般从孕 34 周开始，每周需要做 1 次胎心监护，方便了解胎宝宝的宫内情况。当各种原因引起胎儿缺氧时，敏感的胎心就会出现变化。

· 监测胎心率

正常的胎心率一般为 110～160 次 / 分，胎心基线低于 110 次 / 分或高于 160 次 / 分都表明胎儿可能有缺氧迹象。

胎心监护仪是将胎心探头固定于孕妈妈腹部听胎心最清楚的部位，连续地记录胎心信号，并记录在胎心监测的图纸上，可以较长时间连续了解胎心的变化，还能记录子宫收缩的情况，并了解胎心与宫缩变化的关系。因此，胎心监护仪是监测胎心和宫缩变化的好方法。

· 有下列情况的孕妈妈，要格外关注胎心监护结果

1 有糖尿病，并且在进行胰岛素治疗。

2 血压高，或者有其他可能会影响孕妈妈孕期健康的疾病。

3 胎宝宝比较小，或者发育不正常。

4 胎宝宝比平时胎动少了。

5 羊水过多或羊水过少。

6 做过胎儿外倒转术等来纠正胎位，或者在孕晚期做过羊水穿刺。做过羊水穿刺后，医生会建议做胎心监护，以确定胎宝宝状况良好。

7 已经过了预产期，医生想看看胎宝宝在孕妈妈肚子里的状况如何。

8 以前曾经在孕晚期出现过胎死宫内，或者造成上次流产的问题在这次怀孕中有可能再次出现。这种情况下，医生可能会建议孕妈妈从孕 28 周就开始做胎心监护。

· 做胎心监护过程中，胎心曲线断掉了怎么办

产检时，胎心监护过程中胎心曲线有断掉的情况属于正常现象。出现这种情况，可能是宝宝正处于活跃的胎动中，或者孕妈妈发生了宫缩。这时孕妈妈可以休息一下，再做一次胎心监护就可以了。实际上，相对于胎心曲线是不是断了，医生更关注 20 分钟内是不是有 2 次以上胎心加速。

可能出现的问题及应对

临产与假临产

临产有三大征兆——见红、规律宫缩、破水。

· 见红

在分娩前 24~48 小时内，因宫颈内口扩张导致附近的胎膜与该处的子宫壁分离，毛细血管破裂流出的少量血液与宫颈管内的黏液相混排出，俗称见红，是分娩即将开始的比较可靠的特征。

应对策略

如果只是淡淡的血丝，可以不必着急去医院，留在家里继续观察，别做剧烈运动。如果出血量达到甚至超过平时月经量，应考虑是否为病理性出血，就要立即去医院。

一般来说，见红后 24 小时内会出现宫缩，进入分娩阶段。

· 阵痛

阵痛也就是宫缩，只有宫缩规律的时候才是进入产程的开始，它是临产最有力的证据。

应对策略

如果肚子一阵阵发硬、发紧，疼痛无规律，这是胎儿向骨盆方向下降所致，属于前期宫缩，可能 1 小时疼一次，持续几秒转瞬即逝。当宫缩开始有规律，一般初产妇每 10~15 分钟宫缩一次，经产妇每 15~20 分钟宫缩一次，并且宫缩程度一阵比一阵强，每次持续时间延长，这就表示很快就要进入产程了。

· 破水

破水就是包裹胎儿的胎膜破裂了，羊水流了出来。破水一般在宫口近开全或开全时出现。在临产前出现的破水称胎膜早破。一旦破水，必须保持平躺，无论有无宫缩或见红，立即去医院。

应对策略

1. 破水后，不管在何时何地，应立即平躺，并垫高臀部，不能再做任何活动，防止脐带脱垂、羊水流出过多。

2. 立即去医院准备待产，在去医院的路上也要适度保持平躺。

3.如果阴道排出棕色或绿色柏油样物质，表示胎儿在宫内面临危险，需要立即生产。

4.一般破水后12小时内即可分娩，如果没有分娩迹象，大多会使用催产素引产，以防细菌感染。

· 如何区别真假临产宫缩

真临产宫缩

临产宫缩有节律性，每次宫缩都是由弱至强，维持一段时间，一般是30~40秒，然后进入间歇期，间歇期为5~6分钟，且间歇期逐渐缩短，每次宫缩持续时间逐渐加长，并伴有明显腰酸、下坠感、腰痛。

假临产宫缩

宫缩频率不一致，持续时间不恒定，间歇时间长且不规律，宫缩强度不会逐渐增加，不伴有宫口扩张，给予镇静剂能将其抑制。

羊水量异常

· 羊水过少

羊水过少是指妊娠晚期羊水量少于300毫升。羊水过少的原因可能是孕妈妈腹泻导致脱水，还有可能是胎盘功能减退，甚至是破水了但孕妈妈不知道。

应对策略

羊水过少的重点是查找原因，如果是因为脱水导致，孕妈妈可以多喝水、进行静脉输液及吸氧，能起到一定的作用。如果是胎盘功能减退，要进行胎心监护，查找胎盘功能减退的原因。医生会帮助判断是否破水，同时检查是否存在宫内感染。

· 羊水过多

在妊娠的任何时期，如果羊水量超过2000毫升，则称为羊水过多。

应对策略

一般轻度的羊水过多不需要进行特殊处理，大多数在短时间内可以自行调节。如果羊水量特别多，孕妈妈就需要去医院进行诊治，医生会根据不同情况采取不同的措施。羊水过多的孕妈妈日常要注意休息、低盐饮食，要注意预防胎盘早剥、产后出血。

 马医生贴心话

哪些特殊情况需要提前住院

1. 孕妈妈患重度子痫前期。
2. 孕妈妈患妊娠合并心脏病。
3. 孕妈妈患糖尿病。
4. 孕妈妈胎位不正，如臀位、横位等。

胎膜早破

胎膜早破为临产前发生的胎膜破裂。根据胎膜早破发生的时间可将其分为足月胎膜早破和未足月胎膜早破。在胎儿有成活能力之前发生的胎膜早破称为围存活期胎膜早破。

· 哪些孕妈妈容易出现胎膜早破

1 孕期若出现过妇科感染，如阴道炎、宫颈炎等，容易引起胎膜感染，导致胎膜破裂。

2 有习惯性流产或早产病史的孕妈妈。

3 胎位异常、双胎妊娠、羊水过多的孕妈妈。

4 宫颈松弛的孕妈妈。

5 受到创伤和机械性刺激的孕妈妈。

6 高龄、多胎次的孕妈妈，吸烟的孕妈妈。

7 维生素C、微量元素锌及铜缺乏的孕妈妈。

· 应对策略

对策一：避免腹压增高

性生活、剧烈咳嗽、便秘及提拿较重物体等因素，均可导致孕妈妈的腹压骤增，促发胎膜早破。在此情况下如果出现较多液体自阴道流出，首先考虑胎膜早破导致羊水漏出，应立即进行检查。

对策二：出现阴道分泌物增多，及时就医

妊娠期出现异常情况如阴道分泌物突然增多，必须及时检查，最少测试两次，至少有一次应在分泌物明显增多的情况下测试。

对策三：创伤或机械性刺激后及时就医

创伤和机械性刺激之后，立即进行一次检查，第二天或者第三天再进行一次检查。

对策四：宫颈松弛要多次检查

有的孕妈妈宫颈松弛，容易出现胎膜早破或者早产，随着孕周增加，松弛的宫颈可以无症状地扩张，使胎膜曝露于阴道菌群中，导致局灶性绒毛膜羊膜炎，使羊膜张力下降，导致胎膜早破。

对策五：多多注意身体的变化

有合并症、胎位异常、双胎妊娠、羊水过多、高龄、多胎次生育的孕妈妈，要多注意自己的身体变化，如果感到不适，尽早就医，不要延误。

营养管理

总的原则

1 多吃白肉（鱼肉、鸭肉、鸡肉），控制盐的摄入。

2 血脂高的孕妈妈要注意烹饪方式，多采用蒸煮的方式，减少脂肪的摄入。

3 临产前要少食多餐。

4 锌能提高子宫的收缩力，因此产前宜补锌，另外还需补充维生素 B_1，并保证充足热量。

5 饮食要少而精，不要吃难以消化的食物，防止胃肠道充盈过度或胀气。

需重点补充的营养

蛋白质： 胎宝宝的身体发育需要多种氨基酸的参与。

维生素 K、铁： 分娩会失血，补充维生素 K 可以预防生产过程中出血过多，也可以帮助避免新生儿出血性疾病的发生。

维生素 B_1： 补充体力，促进分娩。

铜： 帮助预防胎膜早破。

补充维生素 K

维生素 K 又叫"凝血维生素"，是是凝血酶原合成的必备物质，有促凝血的作用。孕妈妈在孕期特别是孕晚期补充适量的维生素 K，可以预防产后大出血和新生儿出血性疾病。

· 如何食补维生素 K

孕妈妈每天维生素 K 的适宜摄入量为 80 微克。

体内的维生素 K 有两个来源，一个是肠道自身合成，另一个是从食物中摄取。

维生素 K 广泛存在于各种食物中，富含维生素 K 的植物性食物主要有：菜花、南瓜、西蓝花、水芹、香菜、莴笋、小麦、玉米、燕麦、土豆、青豆、豌豆等。

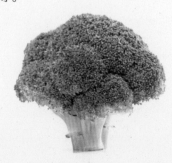

补充水溶性维生素

妈妈接近生产时，需要补充足够的水溶性维生素，比如维生素 B_1、维生素 B_2、维生素 C 等，因为这些物质极易缺乏，需要及时补充。

· 补充水溶性维生素对孕妈妈有哪些好处

充足的水溶性维生素不仅能改善孕妈妈的免疫力，还能提高产后的乳汁质量。对于即将生产的孕妈妈来说，维生素 B_1 尤为重要，可以帮助维持良好的食欲，促进肠道蠕动，还能增加分娩力量、加快产程。

· 补充水溶性维生素的注意事项

1 大多数蔬菜和水果中富含维生素 C，需要注意的是水溶性维生素不耐热，生吃蔬果的效果更好。

2 粗粮中 B 族维生素的含量较高，可以粗细粮搭配食用。

精米、白面的加工处理过程中会损失大量 B 族维生素，孕妈妈日常饮食不要吃得过分精细，要粗细粮搭配食用。孕妈妈可多选择全谷物食物，如全麦面包、全麦饼干、燕麦等。

B 族维生素每日推荐摄入量及食物来源

种类	每日推荐摄入量	常见食物
维生素 B_1	孕早期 1.2 毫克，孕中期 1.4 毫克，孕晚期 1.5 毫克	猪里脊、小麦、小米、鲜玉米等
维生素 B_2	孕早期 1.2 毫克，孕中期 1.4 毫克，孕晚期 1.5 毫克	奶类、蛋类、动物内脏、粗粮、绿叶蔬菜等
维生素 B_6	孕早、中、晚期均为 2.2 毫克	肉类、全谷类、蔬菜、鱼类等
维生素 B_{12}	孕早、中、晚期均为 2.9 毫克	牛瘦肉、猪瘦肉、鲑鱼、鸡蛋等
烟酸	孕早、中、晚期均为 12 毫克	瘦肉、豆类、鱼类、花生等

顺产妈妈的饮食

· 待产期间适当进食

待产期间孕妈妈要适当吃点东西补充体力，可以吃一些富有营养、易于消化且清淡的食物。

1 临产前最好吃些水分含量较多的半流质软食，如肉末蒸蛋、粥等。

2 正常产程需要 12～16 小时，如果在产前吃点巧克力（巧克力能在很短时间内被人体吸收和利用），可补充分娩过程中体内消耗的能量，以保持体力。

3 临产前一周切记不要暴饮暴食，也不能空着肚子进产房，或者吃不易消化的食物。

· 第一产程：半流质食物

第一产程并不需要产妇用力，但是耗时会较长，所以孕妈妈可以借机尽可能多地补充些能量，以备有足够的精力顺利度过第二产程。

孕妈妈可以多吃稀软、清淡、易消化的半流质食物，如面条、糖粥等。

· 第二产程：流质食物

在即将进入第二产程时，随着宫缩加强，疼痛加剧，体能消耗增加，这时候多数产妇不愿进食，可尽量在宫缩间歇适当喝点果汁或汤、红糖水、藕粉等流质食物，以补充体力，增加产力。

剖宫产术前饮食

1 剖宫产孕妈妈在产前 6 小时内就不能再吃东西。剖宫产手术前 6 小时内如果进食的话，容易引起肠道充盈及胀气，影响整个手术的进程，还有可能会误伤肠道；另一方面，剖宫产手术前需要麻醉，麻醉药可能会引起孕妈妈呕吐，呕吐物若进入气管容易导致窒息。

2 计划做剖宫产，一定要少吃易产气的食物。产气食物会在肠道内发酵，产生大量气体导致腹胀，不利于手术的进行。因此计划做剖宫产的孕妈妈尽量少吃产气的食物，如黄豆、豆浆、红薯等。可以适当吃些馄饨、肉丝面、鱼等，但也不能多吃。

3 孕妈妈不用担心禁饮食会对胎宝宝不利，医生会通过输液来保证孕妈妈和胎宝宝获得足够的营养。

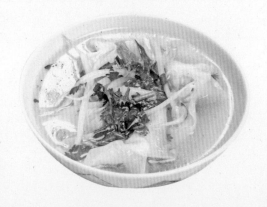

运动管理

这个时期的运动原则

1 可以适当做做打开骨盆的动作，促进分娩。

2 随着孕周的增加，孕妈妈的身体重心会发生变化，应减少平衡性运动，避免摔倒。

合适的项目

·转球蹲功

转球 蹲功 **打开骨盆 内侧**

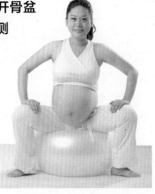

1 坐在球上，小腿垂直于地面，大腿与地面平行。

2 将骨盆内侧打开，尾骨内收，轻轻浮坐在球上。

3 深吸气，吐气时以顺时针方向转动骨盆，自然呼吸，转动 5~10 次后换成逆时针方向旋转。做 5 组。

·推球大步走

推球大 步走 **打开骨盆腔**

1 吸气，弓步，双手举球，向上伸展。

2 吐气，挺胸，双手抱球下落于大腿上。连续做 5 次，一共做 3 组。

推荐食谱

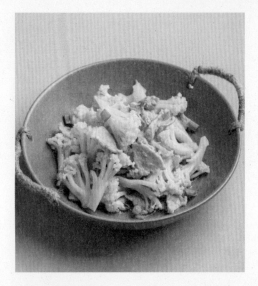

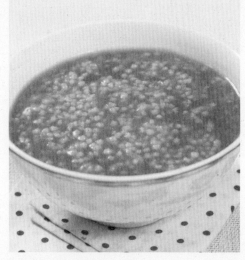

肉片炒菜花

材料 菜花 300 克，猪肉 100 克。

调料 葱花、姜末、蒜末各 5 克，盐 4 克，
酱油适量，淀粉、香油、植物油
各少许。

做法

1 菜花去柄，洗净，切成小朵，焯烫一
  下；猪肉洗净，切片，放入酱油、淀
  粉腌渍 10 分钟。

2 锅置火上，倒油烧热，下姜末、蒜末
  爆香，放入肉片煸炒至变色，放入菜
  花翻炒，加盐调味，待菜花熟软时，
  加香油，撒葱花即可。

推荐理由 ————————

菜花富含维生素 K，猪肉富含蛋白质、铁。
常吃这道菜能帮助孕妈妈预防贫血。

红糖小米粥

材料 小米 100 克。

调料 红糖 5 克。

做法

1 小米洗净。

2 锅内加适量清水烧开，加入小米，大
  火煮开后转小火。

3 煮 30 分钟，至米粒熟烂，加入红糖
  搅匀即可。

推荐理由 ————————

小米富含维生素 B_1、氨基酸，红糖有暖
胃的作用。小米粥加上红糖，既能暖身，
又能帮助孕妈妈快速补充体力。

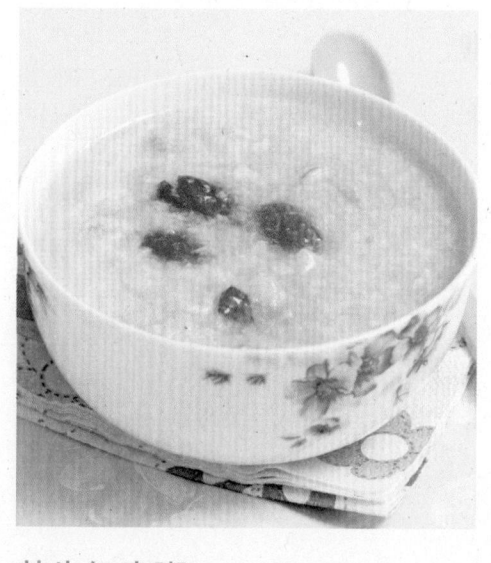

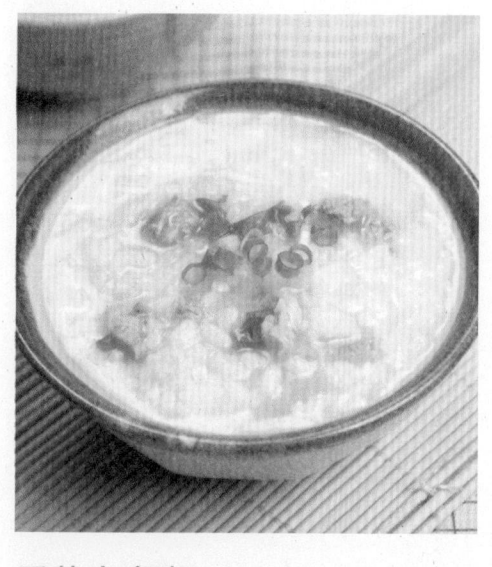

花生红枣粥

材料 糯米100克，花生仁20克，红枣10枚，鸡蛋1个。

做法

1 糯米、花生仁分别洗净，糯米浸泡4小时；红枣洗净，去核；鸡蛋磕入碗中，搅匀。

2 锅内加适量清水烧开，加入糯米、花生仁大火煮开后转小火。

3 煮30分钟，加入红枣，大火煮开后转小火煮20分钟，顺时针搅入蛋液即可。

推荐理由 ————

花生仁有消除疲劳的作用，搭配红枣和糯米，能够消除疲惫感，缓解烦躁情绪，利于孕妈妈产前情绪的调整。

香菜牛肉粥

材料 香菜20克，牛肉50克，大米80克。

调料 葱花、姜末、料酒、盐、植物油各适量。

做法

1 香菜洗净，切段；牛肉洗净，切成丁；大米淘洗干净。

2 锅内倒油烧热，爆香葱花、姜末，下牛肉丁煸炒，倒入料酒、清水烧沸。

3 下大米煮沸，用小火熬煮至粥稠，加入香菜段，用盐调味即可。

推荐理由 ————

牛肉富含蛋白质和血红素铁，可以改善孕妈妈免疫力、预防贫血。这是一款非常适合孕妈妈待产期食用的粥品。